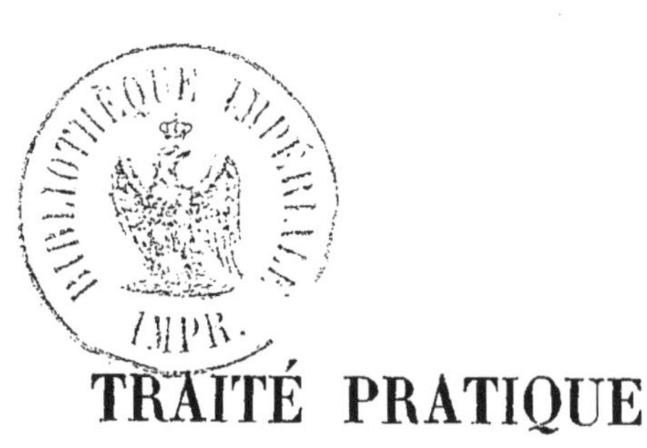


# TRAITÉ PRATIQUE

DE

# LARYNGOSCOPIE

ET

# DE RHINOSCOPIE

Paris. — Imprimerie de E. MARTINET, rue Mignon, 2.

# TRAITÉ PRATIQUE

## DE

# LARYNGOSCOPIE

### ET

# DE RHINOSCOPIE

SUIVI D'OBSERVATIONS

PAR

LE DOCTEUR MOURA

**Ouvrage orné de planches explicatives.**

·PARIS

ADRIEN DELAHAYE, LIBRAIRE-ÉDITEUR

PLACE DE L'ÉCOLE-DE-MÉDECINE

1864

# TRAITÉ PRATIQUE

## DE

# LARYNGOSCOPIE

## CHAPITRE PREMIER

### INTRODUCTION.

L'idée d'éclairer les diverses cavités du corps humain est tellement primitive et si naturelle, qu'elle remonte, sans aucun doute, bien loin dans l'histoire de la médecine. Il n'y a rien de surprenant qu'on en puisse trouver les traces chez les auteurs plus ou moins anciens. Le *speculum uteri* n'est-il pas ressuscité des cendres de Pompéi! L'idée d'éclairer le larynx peut donc être regardée, à bon droit, comme appartenant à plusieurs individus. Elle est, selon nous, de droit commun et sans aucune valeur scientifique (1). Il n'en est pas de même de l'application de cette idée et surtout de la méthode à laquelle elle a servi de base.

(1) Une idée, quelle qu'elle soit, a par elle-même une valeur nominale. Cette valeur fictive, abstraite, intrinsèque, ne devient réelle, scientifique et pratique que par son développement, par ses applications. Celui donc qui défriche et féconde le champ de l'idée est le véritable propriétaire de ce champ.

Lorsqu'il s'est agi de réaliser cette application, il a fallu recourir à des instruments qui ont rendu le médecin tributaire d'une main étrangère. Les divers essais qui ont été tentés montrent combien il est souvent difficile de trouver l'instrument, si simple en apparence, qui doit rester dans la *science* et dans la *pratique* en même temps.

Or, il ne suffisait pas d'avoir trouvé un instrument susceptible d'éclairer le larynx et d'en faire voir par hasard l'intérieur. L'importance de son application était dans la généralisation de son emploi et non dans son isolement. A quoi nous eût servi, en effet, cette application, si elle n'eût été qu'un fait rare, exceptionnel? Des expériences multipliées pouvaient seules permettre de déterminer les règles suivant lesquelles elle devait être faite et d'instituer ainsi la méthode à suivre pour la vulgariser.

Il y a donc à considérer trois choses bien distinctes dans l'histoire de la laryngoscopie, savoir : 1° *l'idée ;* 2° *son application ;* 3° *la méthode.*

Voyons comment se sont succédé ces trois choses.

### § 1ᵉʳ. — Période de tàtonnements.

1° *L'idée.* — D'après M. Windsor, chirurgien à Manchester (*Gazette hebdomadaire* du 27 mars 1863), l'idée d'éclairer les cavités du corps humain se trouve dès 1807 dans Bozzini, praticien à Francfort-sur-le-

Mein. Cette date ne sera pas la seule assurément qui réclamera. Nous laissons aux érudits le soin de trouver l'idée d'éclairer les organes creux dans Hippocrate ou ailleurs.

En 1827, Senn (de Genève) aurait eu l'idée d'éclairer le larynx d'une petite malade qui fut trachéotomisée le 3 mai 1827.

Cette même idée réapparaît ensuite à diverses époques.

2° *Son application.* — C'est ici que les difficultés commencent.

Bozzini décrit et figure un réflecteur avec lequel, dit-il, il peut voir les *arrière-narines!*

Senn fait construire un petit miroir qui l'oblige, *à cause de sa petitesse,* à renoncer à son emploi (1).

Le 18 mars 1829, Benjamin Babington présentait, à la Société Huntérienne, un miroir enchâssé dans un anneau d'argent muni d'une longue tige, et lui donnait le nom significatif de *Glottiscope.* Cependant Babington n'a pu voir l'intérieur du larynx, attendu qu'il plaçait son miroir *glottiscopique* contre le palais et non dans le fond de la gorge, c'est-à-dire dans le pharynx. En

______

(1) Senn s'était promis de porter son miroir dans le *pharynx,* promesse qu'il n'a pas réalisée. M. Verneuil a voulu trouver dans ce mot un titre suffisant pour attribuer à Senn la découverte du laryngoscope et de la méthode laryngoscopique. Nous regrettons d'être plus exigeant que notre honorable confrère. Entre un mot (pharynx) de Senn et la formule de Liston, l'hésitation n'est pas permise.

même temps qu'il disposait ainsi son instrument, il déprimait la base de la langue avec une spatule, abaissait l'épiglotte sur la cavité du larynx et fermait tout accès à la lumière.

En 1832, un fabricant du nom de Selligues fait un spéculum composé de deux tubes destinés, l'un à porter la lumière sur la glotte, l'autre à permettre la vue de son image réfléchie dans un miroir placé à l'extrémité gutturale de l'instrument.

Bennati aurait vu la glotte avec cet instrument, dit-on. Nous n'avons pas besoin de signaler la différence qu'il y a entre ce spéculum et le laryngoscope d'aujourd'hui (1).

MM. Trousseau et Belloc, vers 1836, font exécuter par M. Sanson un instrument analogue à celui de Selligues. Il se peut qu'on ait essayé de l'appliquer. Toutefois, M. le professeur Trousseau nous a assuré qu'il n'avait jamais fait cet essai.

Les considérations que l'on trouve à cet égard dans le mémoire de ces auteurs sur la phthisie laryngée sont d'ailleurs de nature à ne laisser aucune incertitude.

Vers 1838, Baumès présente à la Société médicale

---

(1) Dans notre Cours de 1864, nous avons attribué à M. Gueneau de Mussy des essais de laryngoscopie dont la date serait 1859 et non *avant* 1837. Nous avons reconnu l'erreur trop tard pour la faire disparaître. C'est avec empressement que nous la signalons à nos lecteurs.

de Lyon un *spéculum pour l'exploration de la gorge*. C'est un miroir de la largeur d'une pièce de 2 francs, armé d'une petite tige de bois ou de baleine et muni d'une vis de rappel pour varier son inclinaison. Le compte rendu des travaux de la Société par M. Rongier ne dit pas si Baumès plaçait son miroir contre le palais, à la manière de Babington, ou s'il le portait plus profondément dans la gorge. Ceci est regrettable.

« Par ce moyen, dit le compte rendu, on peut » reconnaître *facilement* les inflammations, engorge- » ments ou ulcérations que l'on ne pouvait que soup- » çonner à l'extrémité postérieure des fosses na- » salés (!), au larynx et dans *quelques parties du » pharynx!* L'usage de cet instrument, *très-facile » d'ailleurs*, est d'une utilité incontestable. »

Ces lignes, on le voit, ont été écrites par un homme qui, comprenant toute l'utilité que l'on peut retirer d'un semblable moyen d'exploration, n'a malheureusement pas même essayé de porter un miroir dans le fond de la gorge.

En 1840, Liston décrit un miroir semblable à celui de Baumès et, *le premier*, il assigne à son spéculum la *position* qu'il doit avoir dans l'arrière-bouche pour obtenir l'image certaine de la cavité laryn- gienne.

C'est là un fait capital dans l'histoire de la laryn- goscopie. M. Czermak a pu dire, avec raison, *le miroir et la méthode de Liston* et il les a nommés *La-ryngoscope* et *Laryngoscopie*.

Enfin en 1844, le docteur Warden eut l'idée de se servir d'un miroir prismatique qui lui permît de voir deux fois la glotte malade (1). Pour la première fois, on trouve dans la science deux observations d'examen laryngoscopique. Le miroir prismatique de Warden, que l'on a essayé de faire renaître de nos jours, est trop loin du laryngoscope usuel pour que nous nous arrêtions plus longtemps à sa description.

3° *La méthode.* — C'est dans Liston qu'on trouve le premier principe de la méthode laryngoscopique : *la position du miroir laryngien dans le fond de la gorge.* Voici ce qu'il dit dans sa *Chirurgie pratique*, p. 417 :

« Ulcération de la glotte... La vue des parties peut s'obtenir quelquefois à l'aide d'un *spéculum tel que le miroir des dentistes, fixé au bout d'une longue tige, préalablement chauffé dans l'eau chaude, introduit la face réfléchissante tournée en bas et très-profondément dans la gorge.* »

Pour avoir aussi bien décrit le *miroir*, sa *position* dans la gorge, son *inclinaison* vers le larynx, la *température* qu'il devait avoir, Liston a dû en faire maintes fois l'application. Vouloir ôter au chirurgien anglais le mérite de sa découverte parce qu'il n'a pas

_______________

(1) *Gazette hebdomadaire* du 27 mars 1863.

dit avec quelle lumière il éclairait son miroir, c'est
pousser la naïveté jusqu'à l'absurde, c'est de l'injus-
tice gratuite ou de parti pris. (Voyez thèse de
M. Guillaume.)

Comme ses prédécesseurs, Liston rencontra des
difficultés qui ne lui permirent pas de multiplier suffisamment ses recherches. Il faut arriver à M. Manuel
Garcia pour trouver un élément nouveau de la méthode, l'*Autolaryngoscopie*. C'est sur lui-même que
ce professeur de chant fit, vers la fin de 1854, des
*observations physiologiques sur la voix humaine*. Son
mémoire fut communiqué à la Société royale des médecins de Londres en 1855. « Le petit miroir placé
» au devant de la luette, *au sommet du pharynx*, dit
» M. Garcia, était éclairé au moyen d'un second des-
» tiné à recevoir les rayons du soleil et à reproduire
» l'image réfléchie par le premier. »

Les résultats obtenus par M. Garcia méritaient cer-
tainement de fixer l'attention des hommes de science.
MM. Second et Diday firent connaître son mémoire
à leurs confrères, et le silence se fit pourtant autour
de son nom jusqu'en 1858. M. Czermak a réparé
cet oubli en associant le nom de Garcia à celui de
Liston.

## § 2. — **Période allemande.**

Pendant l'été de 1857, M. le professeur Turck,

médecin en chef de l'hôpital général de Vienne, fit l'application de divers miroirs laryngiens sur les malades de son service. Comme il se servait, ainsi que ses prédécesseurs, de la lumière solaire pour éclairer le larynx, il fut contraint d'interrompre ses recherches pendant l'hiver de la même année. A cette époque, M. Czermak, professeur de physiologie à Pesth, se trouvant à Vienne, voulut renouveler avec les miroirs de M. Turck les expériences de M. Garcia. Il s'attacha d'abord à suppléer à l'absence du soleil par une lumière artificielle, peu ou point employée avant lui.

Le premier, il eut l'idée d'appliquer au larynx l'éclairage ophthalmoscopique. Le succès répondit à son attente. M. Czermak poursuivit dès lors sans interruption l'étude physiologique de l'appareil de la voix. (Thèse du docteur Fauvel.)

Ce progrès fut pour la laryngoscopie le point de départ de ses utiles applications. Toutefois, le nouveau moyen d'exploration serait resté longtemps confiné dans l'Allemagne, si M. Czermak, vers le printemps et l'été de 1860, n'était venu dans les hôpitaux de Paris et au milieu des corps savants de la capitale, faire connaître le résultat de ses intéressantes recherches. M. Turck vint ensuite, en 1861, faire part à ses confrères de France, des applications du laryngoscope au diagnostic des maladies de l'organe de la voix.

### § 3. — **Période française.**

Dès ce moment l'impulsion fut donnée. Le zèle des médecins français féconda l'œuvre des médecins allemands.

Convaincu de l'extrême utilité de ce nouveau moyen d'exploration pour le diagnostic et le traitement de maladies qui faisaient déjà l'objet de nos études, nous eûmes bien vite reconnu la nécessité de simplifier les instruments de nos confrères d'Allemagne.

Quelques mois après (le 29 avril 1861), nous présentions nous-même à l'Institut, sous le nom de *Pharyngoscope*, un instrument d'éclairage plus simple, plus facile à manier et réunissant divers avantages que ne possédaient point les autres appareils. Notre *Cours complet de laryngoscopie* vint bientôt témoigner de nos efforts pour répandre la nouvelle découverte scientifique. Ce dernier progrès rendit les études laryngoscopiques accessibles aux élèves. Il permit d'ériger en *méthode pratique* les éléments épars fournis par les divers essais d'application du miroir laryngien. Les quelques règles très-simples qui servent de base à cette méthode ont été consignées dans une thèse inaugurale, soutenue devant la Faculté de médecine de Paris, le 19 décembre 1861, par l'un de nos élèves. (*Du laryngoscope au point de vue pratique*, par C. Fauvel.)

L'accueil favorable fait à ces deux publications, et les nombreuses observations que nous avons recueillies depuis, nous ont démontré la nécessité de mettre entre les mains de nos confrères et de nos élèves un traité pratique de la méthode laryngoscopique. Ce traité peut être considéré comme une édition plus complète de notre *Cours de laryngoscopie*.

# CHAPITRE II



La laryngoscopie est cette branche de la science médicale qui s'occupe de l'étude de l'appareil de la voix, sain ou malade, sur le vivant. Cette étude ne pouvant se faire qu'à l'aide d'un instrument spécial, le *laryngoscope*, nous commencerons immédiatement par sa description (voy. fig. 1 et 2).

Le laryngoscope est un petit miroir plan ou concave, fixé à l'extrémité d'une tige sous un angle donné. Sa nature, sa forme et ses dimensions sont variables (1).

*Sa nature.* — Le laryngoscope usuel est un miroir de verre étamé ou argenté. Sa surface réfléchissante est très-pure. Elle reproduit exactement la couleur, la forme, les dimensions des organes éclairés. Elle est

(1) Nous ne pouvons approuver la définition qui comprend sous le nom de laryngoscope et le miroir laryngien et les appareils qui servent à l'éclairer.

Nous n'acceptons pas davantage la dénomination de miroir ou spéculum pharyngien. C'est jeter gratuitement la confusion là où la clarté règne. Le laryngoscope et la lumière du soleil sont suffisants pour voir l'organe de la voix. D'un autre côté, ce miroir est destiné spécialement à nous donner l'image du larynx et non celle du pharynx. L'abus du néologisme est un écueil qu'il faut éviter.

protégée par une monture métallique dont les bords,

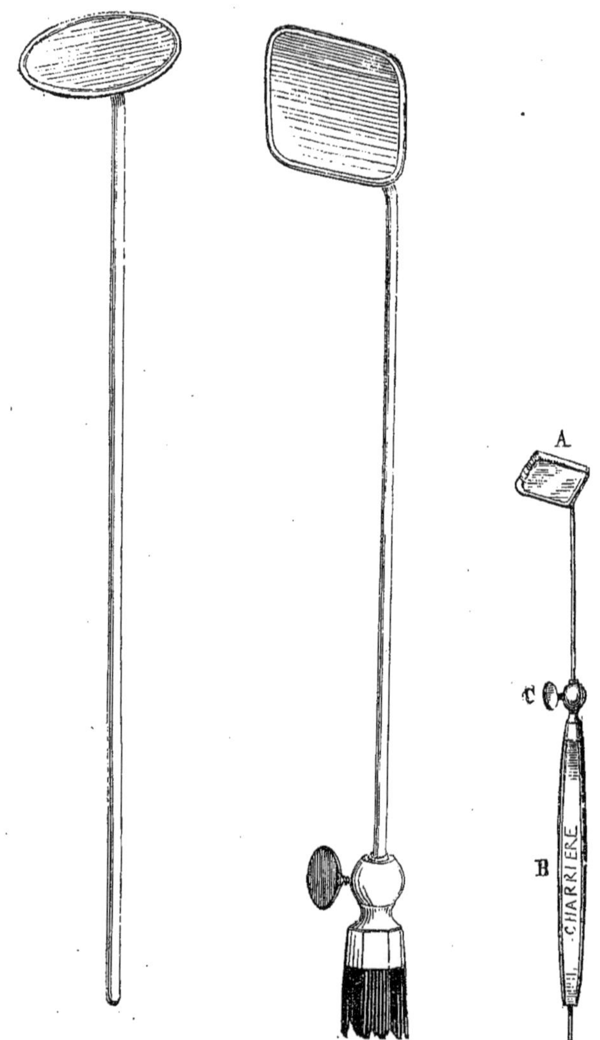



Fig. 1 et 2. — Laryngoscopes.

légèrement repliés ou sertis sur ses côtés, permettent de changer le petit miroir toutes les fois qu'il a éprouvé quelque détérioration. Ce genre de monture laisse à désirer : la salive, les mucosités du fond de la bouche se déposent sur les bords, s'infiltrent derrière le miroir, s'y dessèchent et altèrent peu à peu l'étamage ou l'argenture. On parvient à éviter cette infiltration en recouvrant la face postérieure du miroir d'une feuille de plomb très-mince.

Les miroirs d'acier n'offrent pas, il est vrai, ce dernier inconvénient, mais ils sont d'une fabrication plus difficile. Il est rare qu'ils ne miroitent pas ; ils donnent aux objets réfléchis une teinte sombre ; ils s'oxydent, s'altèrent rapidement au contact des liquides ou des solutions médicamenteuses.

*Sa forme.* — Toutes sortes de formes ont été don·nées au miroir.

On a successivement fait usage de miroirs ronds, ovales, elliptiques, carrés, rectangulaires, coniques, etc. Les laryngoscopes carrés sont les plus convenables, les plus faciles à manier dans la pratique. On peut surtout s'en servir des deux mains et leur application suffit dans toutes les circonstances.

*Ses dimensions.* — Les dimensions du miroir sont comprises entre 10 et 30 millimètres et même plus.

La puissance de l'éclairage étant en raison de l'éten-due de la surface réfléchissante, on comprend qu'il

soit préférable de se servir du plus grand miroir possible. Cependant ses dimensions resteront toujours
subordonnées à la conformation de l'arrière-bouche
du malade. Ainsi le volume des amygdales, la longueur
de la luette, un rétrécissement congénital ou accidentel
de l'isthme, sont des conditions dont le médecin saura
tenir compte.

*Sa tige.* — La tige du laryngoscope est de métal
rigide, assez flexible cependant pour qu'on puisse lui
donner une direction favorable.

Son épaisseur est celle d'un stylet de trousse.

Sa longueur est au moins de 12 centimètres.

Elle est ordinairement soudée par l'une de ses extrémités à l'un des angles du miroir quadrangulaire, ou
à l'un des côtés des miroirs elliptiques.

L'autre extrémité est introduite dans un manche
de bois ou de métal, perforé pour la recevoir et muni
d'une vis ou d'un anneau qui sert à la fixer. On peut
ainsi allonger ou raccourcir le laryngoscope.

*Son angle d'ouverture ou d'inclinaison.* — L'inclinaison du miroir sur sa tige a reçu le nom *d'angle
d'ouverture, d'inclinaison, de jonction* ou *de soudure.*
La détermination de cet angle a été l'objet de recherches dont l'importance n'avait pas échappé aux auteurs
sérieux. Elle a puissamment contribué à simplifier
l'application du miroir laryngien.

Nous avons vu que Liston se servait du miroir
des dentistes, lequel, on le sait, est très-mobile sur

sa tige. C'était là un grand obstacle pour la pratique.

M. Garcia, ayant reconnu les inconvénients de cette
mobilité, s'efforça de la combattre à l'aide d'une charnière. M. Turck reconnut également la nécessité de
rendre le miroir laryngien immobile sur sa tige. Il
chercha donc à donner au miroir un angle d'inclinaison (*angle de jonction*) invariable.

« Après avoir fait, dit-il, dans ce but, des expériences comparatives *très-nombreuses* et très-précises
sur le cadavre, » il fixa cet angle entre 120 et 125 degrés. Cependant les miroirs dont il se servait avaient
un angle de 130 à 140 degrés. Cette contradiction
semble trouver sa raison dans la manière dont
M. Turck place le miroir dans le fond de la gorge.
Sans avoir connaissance des expériences de M. Turck,
nous avons poursuivi le même but et nous sommes
arrivé aux mêmes résultats que notre confrère de
Vienne (1).

L'expérience nous a appris que l'*angle d'ouverture*
du laryngoscope doit être fixé entre 120 et 130 degrés.
La liberté de modifier cet angle, comme le veulent
quelques-uns, n'a que des inconvénients pour ceux
qui n'ont pas une grande habitude de l'instrument.
« Le défaut de précision dans l'angle d'ouverture du
laryngoscope a été et sera toujours une cause de tâton-

(1) *Cours de laryngoscopie*, p. 28.

nements, d'impatience et de découragement pour le
médecin, de fatigue et de répugnance pour le malade. »
(*Cours complet de laryngoscopie*, p. 28-29.)

### Laryngoscope grossissant.

M. le docteur Wertheim, dès 1859, avait fait
construire des laryngoscopes concaves ou grossissants. M. Turck s'occupa également de ce sujet.
Ils ont l'un et l'autre reconnu que le grossissement
obtenu avec le laryngoscope le mieux établi était très-
limité.

Les miroirs dont le foyer est au-dessous de 18 centimètres ne donnent aucun résultat satisfaisant. Les
rayons réfléchis au dehors sont tellement divergents
que l'observateur voit l'image toute défigurée. En
examinant la glotte avec un miroir de 24 centimètres
de distance focale, M. Turck a observé que les parties
situées plus profondément apparaissent diffuses dans
l'image.

Une autre difficulté se présente lorsqu'on fait usage
de ces instruments ; c'est celle du grossissement inégal
des différentes parties des organes éclairés. Ainsi ce
grossissement est d'autant plus prononcé que les parties éclairées sont placées plus près du foyer. Le bord
de l'épiglotte, la base de la langue, par exemple, apparaissent proportionnellement plus petits que les cordes

vocales et la trachée. Nous évitons ces inconvénients, en donnant à nos laryngoscopes grossissants un foyer d'environ 35 à 40 centimètres. Ces instruments présentent quelques avantages dont le physiologiste et le pathologiste pourront tirer parti.

————————

# CHAPITRE III



### ÉCLAIRAGE SOLAIRE.

*Lumière diffuse.* — L'éclairage direct du laryngoscope avec la lumière du jour, c'est-à-dire avec la lumière diffuse, donne des résultats peu satisfaisants. Il est si faible, que l'on ne peut même distinguer les modifications pathologiques survenues dans les parties supérieures de l'appareil de la voix. Il n'en est pas tout à fait ainsi lorsque l'on parvient à concentrer cette lumière avec un grand miroir concave.

Pour obtenir par ce moyen un éclairage convenable, il faut que la lumière diffuse tombe directement sur le miroir concave ou soit renvoyée vers ce réflecteur par une glace placée en dehors de l'appartement dans une certaine inclinaison. Tout objet opaque interposé entre le ciel et le miroir concave affaiblit la lumière concentrée. Les conditions que nous venons d'indiquer permettent de faire l'examen laryngoscopique d'une manière satisfaisante.

*Lumière directe.* — La lumière solaire directe a une puissance éclairante bien supérieure à celle du jour concentrée. Les lumières artificielles elles-mêmes ne sauraient la remplacer. C'est avec elle que les premiers observateurs éclairaient le larynx ; c'est encore elle qui doit servir à cet usage toutes les fois que les circonstances le permettent.

*Direction des rayons.* — Les rayons solaires sont dirigés sur le laryngoscope :

1° *Directement.* — Lorsque le soleil est près de l'horizon , soit à cause de la saison, soit à cause de l'heure de la journée, il suffit de recevoir directement ses rayons, ou un faisceau d'environ 3 à 4 centimètres de diamètre sur le miroir laryngien. Or, il est rare que l'on puisse réaliser cette condition. L'inclinaison des rayons du soleil sur l'horizon n'est favorable qu'en hiver. Dans les autres saisons, on peut éclairer directement le laryngoscope le matin et le soir seulement. Il suit de là que presque toujours on est obligé d'imprimer à la lumière solaire une direction mieux appropriée à l'éclairage que l'on veut obtenir.

2° *Par réflexion.* — On y parvient en recevant ses rayons sur une surface brillante capable de les réfléchir, celle d'une glace par exemple. On dispose cette glace sur un meuble, une table, une fenêtre, sur un appui quelconque. On l'incline de manière à dévier les rayons du soleil suivant une ligne horizontale ou mieux légèrement inclinée de haut en bas. La personne examinée est assise ou même debout. Elle regarde le miroir qui réfléchit le soleil, et la lumière est dirigée sur le laryngoscope placé au fond de sa bouche largement ouverte.

Le faisceau destiné à éclairer le miroir laryngien

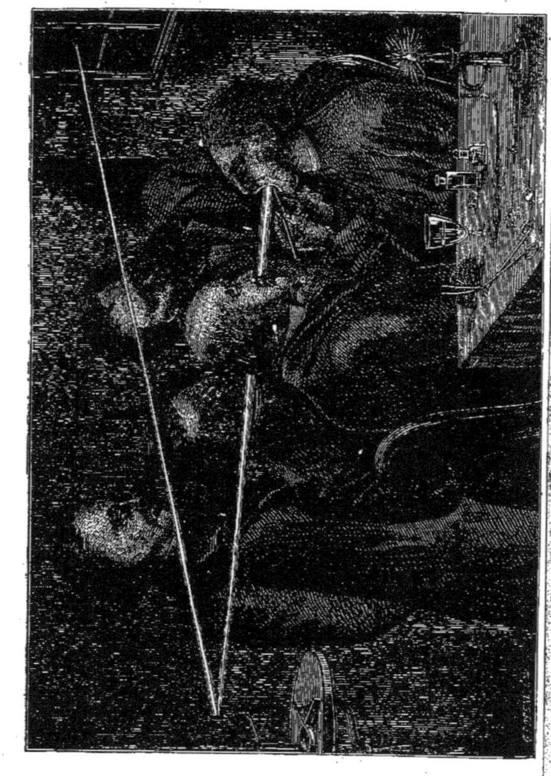

n'aura pas un trop grand volume afin qu'il ne frappe pas les yeux du malade, et que la pureté de l'image du larynx ne soit pas altérée ou affaiblie par une trop grande diffusion des rayons solaires.

Lorsque la surface brillante qui réfléchit les rayons du soleil est trop grande, il est facile d'y appliquer une feuille de papier percée d'un trou de 40 à 50 millimètres de diamètre.

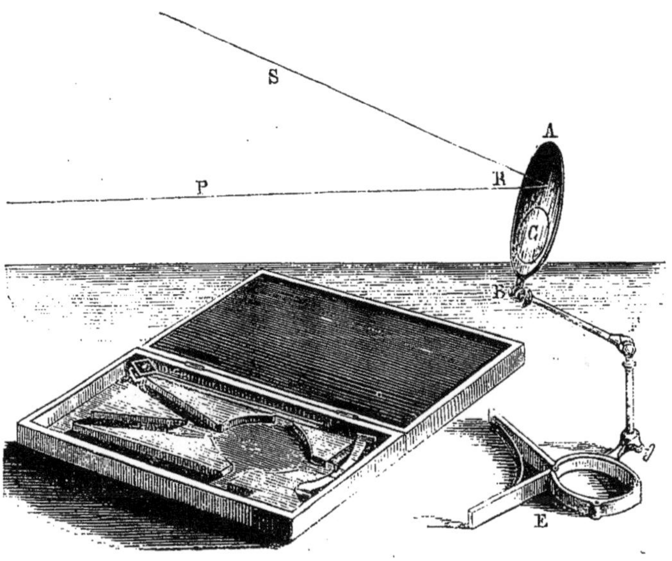


Fig. 4. — SR, rayon solaire. RP, rayon réfléchi.

Dans la figure 4 ci-jointe, notre miroir laryngoscopique remplit très-bien les conditions de cet éclairage. On peut en outre lui imprimer toutes les inclinaisons et tous les mouvements désirables.

Des dispositions analogues se trouvent encore réunies dans l'appareil à réflexion du microscope solaire. Cet appareil consiste en une glace rectangulaire articulée avec une plaque de cuivre. Cette plaque est munie d'un trou central et fixée à la fenêtre d'une chambre obscure. La glace rectangulaire est mise en mouvement et inclinée dans tous les sens au moyen de deux vis de rappel et d'une charnière ; elle envoie par réflexion un faisceau lumineux à travers le trou de la plaque de cuivre. On a pu voir fonctionner cet appareil à l'hôpital du Midi, sous la direction d'un chirurgien distingué, M. Cusco.

# CHAPITRE IV



RÉFLECTEURS.

## § 1ᵉʳ. — Description.

Nous avons dit que M. Czermak était arrivé le premier à éclairer suffisamment le larynx avec la lumière artificielle. Il plaçait, dès le principe, au-devant de sa bouche la flamme d'une lampe ; celle-ci projetait directement ses rayons sur le miroir qui les réfléchissait vers son larynx. Ce genre d'éclairage étant très-faible et très-peu commode, M. Czermak eut l'idée de se servir de l'ophthalmoscope à support de Ruëte, c'est-à-dire d'un grand miroir concave dont le centre est à jour ou percé. Il obtint ainsi un résultat très-satisfaisant. Obligé d'approprier cet ophthalmoscope aux nouvelles études qu'il se proposait de poursuivre, il fit disposer l'instrument de la manière suivante :

Un miroir réflecteur concave, de forme circulaire, d'un diamètre de 8 à 10 centimètres, d'une distance focale de 20 à 30 centimètres, est supporté suivant son diamètre horizontal par une étroite lame métallique courbée en demi-cercle. Les extrémités de la lame courbe sont munies de deux vis ou pivots qui correspondent aux extrémités du diamètre horizontal du miroir et permettent à celui-ci de tourner sur son diamètre comme axe. L'une des vis porte un petit écrou à l'aide duquel on peut fixer le miroir dans une inclinaison donnée. Le demi-cercle métallique est vissé par son milieu sur une petite tige droite que l'on tient d'une main. Afin de laisser à l'observateur la liberté de ses deux mains, M. Czermak a adapté à la tige un manche très-court que l'on met entre les dents molaires. Ce manche consiste en une plaque de bois, longue de 8 centimètres, large de 1 à 2, épaisse de 2 à 5 millimètres ; son extrémité antérieure porte une pièce de cuivre percée horizontalement et verticalement pour recevoir la tige et munie d'une vis destinée à fixer l'appareil. Quand on veut se servir de ce réflecteur, il faut placer son centre non étamé au-devant de l'un des deux yeux, sur le trajet de l'axe visuel. On lui imprime ensuite divers mouvements avec la main ou avec la tête ; on dirige sa lumière focale sur le laryngoscope ; on le fixe enfin à l'aide de la vis du manche et de l'écrou du miroir.

Les modifications que l'on a fait subir à cet instrument se rapportent à sa monture et à ses dimensions. Dans ses premiers essais, M. Czermak avait adapté son miroir concave au bandeau frontal de Kramer. Plus tard, il le remplaça par son manche buccal.

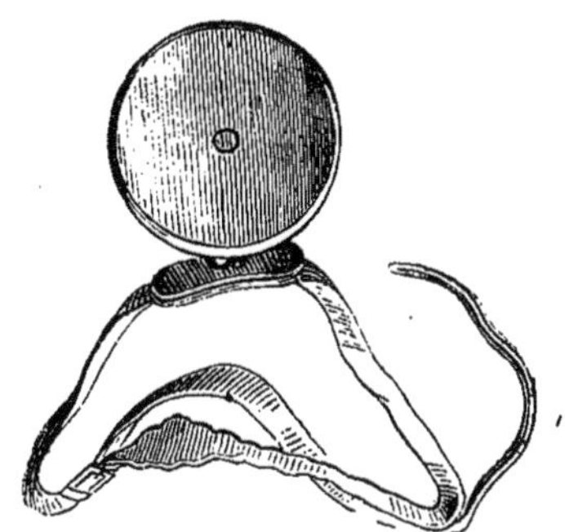

Fig. 5. — Réflecteur à bandeau
frontal.

**M.** le docteur Semeleder leur substitua une châsse
de lunettes ; une genouillère maintient le réflecteur
sur la châsse et permet de le faire mouvoir dans tous
les sens. Ce genre de monture peut également servir
de manche et être pourvu de verres appropriés à la
vue de l'observateur (voy. fig. 6).

M. Turck, voulant isoler le miroir concave et le
rendre indépendant du médecin, fixa le réflecteur à
l'une des extrémités d'un support formé, comme pour
les télescopes, d'une série de tubes s'emboîtant les
uns dans les autres ; l'autre extrémité porte un étau
avec lequel on adapte l'appareil sur une chaise, sur
le bord d'une table. Ce mécanisme offre quelques
avantages. Ses dimensions en ont fait un instrument
de cabinet.

Nous l'avons nous-même adopté en petit pour un

réflecteur muni de deux trous excentriques, disposés sur une même ligne horizontale. Ces trous étroits ont chacun de 15 à 20 millimètres de longueur; ils sont

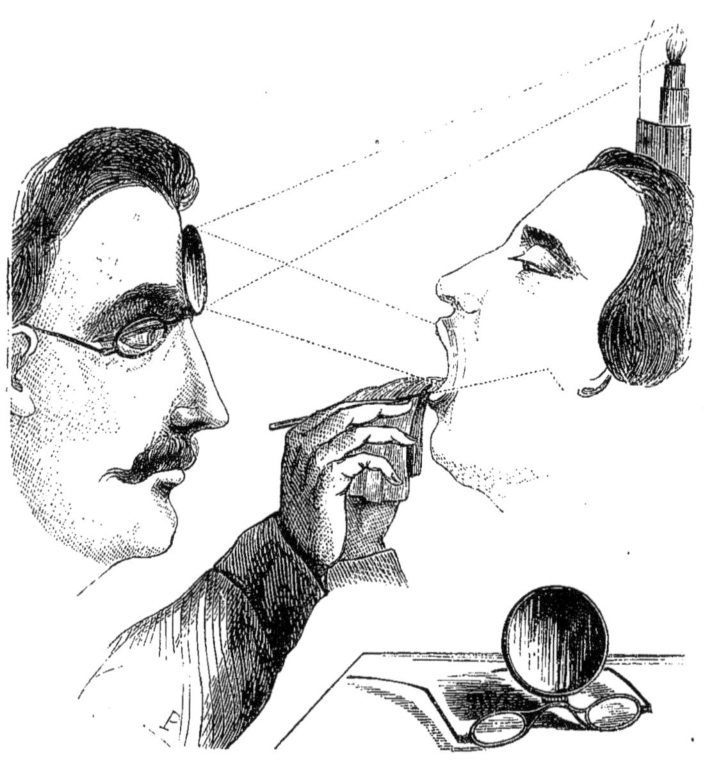

Fig. 6. — Réflecteur à lunettes.

séparés l'un de l'autre par un intervalle de 40 à 45 millimètres, et permettent de voir l'image laryngienne avec les deux yeux. Ce réflecteur nous sert principalement pour éclairer le larynx avec la lumière solaire diffuse.

Comme M. Czermak, nous pensons que toutes ces modifications peuvent varier à l'infini et offrir chacune des avantages et des inconvénients. La monture du docteur Semeleder nous a toujours paru la plus commode. Le pivot ou la genouillère sur laquelle est fixée la châsse doit être placée sur la circonférence même du réflecteur.

Quant aux dimensions du miroir concave, M. Turck et nous-même, nous avons employé des miroirs ayant plus de 12 centimètres de diamètre, mais à un point de vue différent. Ces sortes de réflecteurs peuvent avoir une distance focale moindre que les autres si l'on s'en sert dans le même but. Ils peuvent être rapprochés de la bouche. Leurs dimensions sont une cause de leur peu de commodité ; ce qui explique pourquoi les réflecteurs de 8 à 10 centimètres sont à peu près les seuls employés dans la pratique.

Enfin, au lieu d'un réflecteur non étamé ou perforé à son centre, nous avons fait construire en 1860 des réflecteurs pleins, afin de substituer à la vision monoculaire la vision binoculaire en usage aujourd'hui.

### § 2. — Modes d'emploi.

Quel que soit le réflecteur dont on fait usage, on le dispose la face réfléchissante tournée du côté du malade. Celui-ci est assis ou debout devant soi. On place la lampe auprès de lui et un peu en arrière, afin que son visage ne soit pas éclairé par la flamme. Quand les circonstances le permettent, il faut de préférence mettre la lampe derrière et au-dessus de sa tête. Le foyer du réflecteur, l'axe visuel du médecin, le larynx du malade, la flamme de la lampe se trouvent alors situés dans un même plan vertical, et l'éclairage se fait dans les meilleures conditions scientifiques et pratiques.

On donne ensuite à l'instrument une direction telle, que l'image de la flamme tombe au fond de la bouche, au-devant du voile du palais; puis on le fixe dans cette position.

Si le miroir concave est muni d'un trou à son centre, on le place au-devant de l'œil droit. On regarde le laryngoscope à travers ce centre. Il vaut mieux toutefois disposer le miroir réflecteur au-devant du front ou même au-devant du nez. On voit alors le fond de la bouche avec les deux yeux. Cette manière de se servir du réflecteur est applicable au réflecteur plein comme à celui dont le centre est perforé ou non étamé.

L'examen ou la vision binoculaire de l'image laryngoscopique a été introduite par nous dans la pratique. Nous ne sachons pas qu'on en ait fait usage avant la publication de notre Cours (janvier 1861). Nous disions à cette époque, p. 17 : « Nous trouvons de l'avantage à nous servir du réflecteur plein et à le disposer au devant du front; nous voyons ainsi l'image avec nos deux yeux. » Si nous rappelons ce passage, c'est parce que depuis on a cru pouvoir se faire un mérite de l'examen binoculaire, en se l'attribuant et en le présentant comme simplification de procédé.

Il n'est pas absolument nécessaire que le fond de la bouche soit situé au foyer principal. Un certain nombre de foyers secondaires peuvent fournir une lumière suffisante pour éclairer le larynx. Il en résulte qu'en mettant la flamme de la lampe entre le miroir concave et son foyer principal, il se forme à des distances variables d'autres foyers secondaires ou conjugués avec lesquels on peut éclairer le miroir laryngien. Les grands réflecteurs sont ici plus avantageux que les petits. Observons toutefois que le foyer principal doit être préféré comme étant celui qui donne la lumière la plus vive.

Afin d'augmenter l'intensité de l'éclairage on a proposé de mettre entre la lampe et le réflecteur, des boules pleines d'eau, des verres ardents et même des lentilles.

Dès 1859, M. le docteur Kristeller (de Berlin) fit usage, dans ce but, d'une lentille de 7 centimètres de diamètre et de 20 centimètres de distance focale. Il l'adapta à un tube qui fait partie d'une lanterne. La flamme de celle-ci est placée au foyer et les rayons lumineux sont dès lors projetés dans une direction parallèle sur un réflecteur à support.

En 1861, nous avons fait connaître notre préférence pour les réflecteurs fixés sur la lampe même. (Thèse du docteur Fauvel, p. 36). L'appareil de M. Mandl, présenté le 28 janvier 1862 à l'Académie, est construit d'après ces indications.

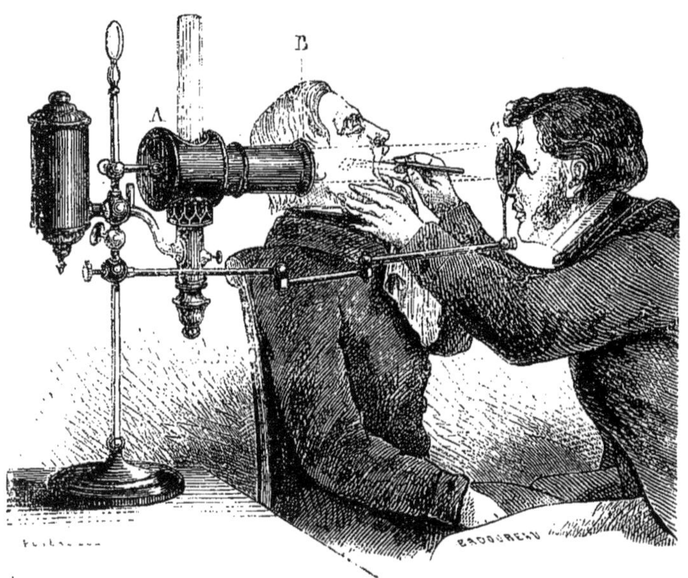

Fig. 7.

M. le docteur Tobolt (de Berlin) trouva le système de son confrère Kristeller insuffisant et d'une installation difficile. (*Lehrbuch der Laryngoskopie*, p. 5, Berlin, 1863).

Il fit donc construire une lanterne avec trois lentilles au lieu d'une. Les deux premières sont peu éloignées de la flamme et à une très-petite distance l'une de l'autre ; la troisième, B, plus grande, est située à l'extrémité du tube.

Il suffit de jeter les yeux sur la figure 7 pour comprendre le fonctionnement de cet appareil.

Dans les réflecteurs éclairés par des lentilles, l'image focale de la flamme est remplacée par une lumière ronde, lenticulaire, manifestement plus intense. La lentille de notre pharyngoscope peut remplir le même but.

### § 3. — Lentilles.

C'est en 1860 que nous avons eu, le premier, l'idée d'éclairer directement le miroir laryngien à l'aide d'une lentille.

Nous rappelant avec un à-propos des plus heureux la similitude de propriétés optiques dont jouissent les miroirs concaves et les lentilles ; désireux surtout de donner à la laryngoscopie l'importance qu'elle devait acquérir en la vulgarisant, nous fîmes de nombreuses expériences sur nous-même et sur nos malades. Nous eûmes bientôt la satisfaction de voir ce simple et heureux rapprochement suivi d'un succès complet.

On donne le nom de *lentilles* à des milieux transparents dont les surfaces courbes ont la propriété de faire converger ou diverger les rayons lumineux qui les traversent. Suivant le genre de cette courbure, on distingue plusieurs espèces de lentilles.

Les lentilles biconvexes et plan-convexes sont celles qui, en concentrant suffisamment les rayons lumineux, peuvent permettre le meilleur éclairage artificiel du miroir laryngien (1).

Pour les lentilles comme pour les miroirs concaves, on appelle *foyers* les points où vont concourir les rayons réfractés ou réfléchis. Les unes et les autres ont un foyer principal, des foyers secondaires ou conjugués, des foyers virtuels, un axe principal et des axes secondaires en nombre illimité.

On appelle foyer principal d'une lentille le point de l'axe principal où viennent se réunir les rayons qui, rencontrant la lentille parallèlement à cet axe, sont réfractés par elle. Tous les autres foyers qui se forment au delà de ce point sont dits foyers conjugués ou secondaires. La distance qui sépare la lentille de son foyer principal porte le nom de *distance focale principale*. Cette distance varie avec le degré de courbure ou de convexité de la lentille et avec l'indice de sa réfraction. Plus cette convexité est prononcée, plus le foyer principal se rapproche de la lentille, et réciproquement. Il en est de même des foyers conjugués.

Il est d'observation que l'image d'un objet éclairé est d'autant plus fidèle, d'autant plus visible, que les

______

(1) On nous accusera sans doute du crime de naïveté en lisant ce chapitre. Ceux qui auront une si haute estime d'eux-mêmes, nous les prévenons qu'ils peuvent passer outre et laisser à de plus humbles le soin d'en user autrement.

rayons émanés de cet objet vers la lentille et concentrés par elle sont plus nombreux. De sorte que l'image
de la flamme d'une bougie, d'une lampe, est d'autant
plus intense que la bougie ou la lampe se trouve
plus près de la lentille. Il y a toutefois une limite qu'il
faut connaître ; c'est celle de la *distance focale*.

L'expérience nous a appris que les lentilles les plus
favorables à l'éclairage du miroir laryngien ne doivent
pas avoir moins de 5 à 6 centimètres de foyer ou de
distance focale, ni moins de 40 millimètres de diamètre. Lorsque la distance focale dépasse 15 centimètres,
l'intensité de l'image de la flamme s'affaiblit, et si l'on
veut remédier à cet inconvénient, il faut augmenter le
diamètre de la lentille. Lorsque cette distance n'a pas
5 centimètres, il se produit un certain foyer de chaleur ;
le malade examiné est désagréablement affecté et par
la lumière et par la chaleur. Les foyers conjugués
sont ceux qui éclairent le mieux le laryngoscope. Si
la distance focale est plus grande que 15 centimètres,
il se perd entre la flamme et la lentille une grande
quantité de rayons.

Ces considérations nous ont conduit à n'employer
que la lentille biconvexe ou plan-convexe dont la distance focale est comprise entre 5 et 15 centimètres et
le diamètre entre 40 et 70 millimètres. Avec les lentilles de 70 millimètres et la flamme d'une simple
bougie, nous obtenons un éclairage suffisant (voy. la
fig. 15).

La lentille peut être, à la rigueur, maintenue avec le pouce et l'index de la main gauche par l'observateur. Mais pour s'en servir avec plus de facilité, nous l'avons fait monter dans un tube métallique, muni lui-même d'une tige ou d'un crochet. Ce crochet est fixé dans une mortaise située à l'extrémité d'un pied isolé ou de la tige d'un mécanisme auquel nous avons donné le nom de *porte-loupe ou porte-pharyngoscope*.

Ce petit appareil se compose d'un *collier* de cuivre et d'une *tige articulée*, c'est-à-dire à deux branches mobiles l'une sur l'autre. Le collier est en forme de pinces courbes; il est maintenu solidement autour de la galerie de la lampe au moyen de deux ressorts. La convexité du collier est munie d'un côté, d'un *porte-écran* dans lequel on met un morceau de papier ou de carton étamé; celui-ci est destiné à préserver les yeux du médecin et à concentrer en même temps la lumière sur la lentille. De l'autre côté, cette convexité porte une pièce dans laquelle est reçue la branche verticale de la tige articulée; une vis permet d'élever on d'abaisser la tige à volonté. La branche verticale est unie par une charnière à la branche horizontale qui est introduite à frottement dur ou gras dans un tube d'acier pourvu d'une mortaise à vis. C'est dans cette mortaise que l'on fixe la lentille. Ce mécanisme permet de faire mouvoir la lentille dans tous les sens, de l'éloigner ou de la rapprocher de la lampe, de porter ainsi l'image de la flamme à des distances très-variables, enfin d'employer à son gré des rayons lenticulaires *convergents*, *parallèles* ou *divergents* (voy. fig. 4 et 14).

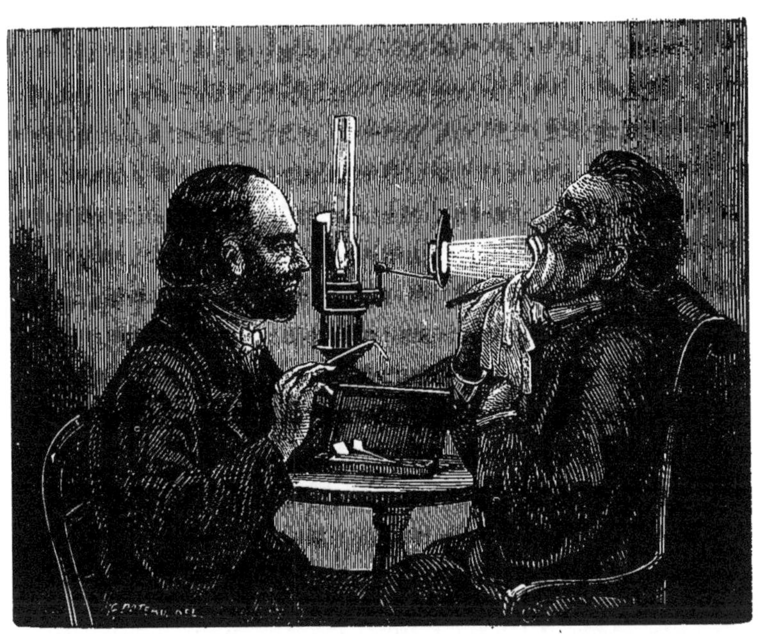

Fig. 8. — Éclairage pharyngoscopique ou lenticulaire.

## § 4. — **Modes d'emploi.**

L'emploi des lentilles se fait de deux manières.

Dans la première, on fixe la lentille sur la lampe ou sur un pied, à 7, 12, 18 centimètres de la flamme, suivant que la distance focale est de 5, 10, 15 centi-

mètres. On dirige ensuite l'image lenticulaire de la
flamme vers le fond de la bouche du malade. Le mé-
-decin met la lampe devant lui, tient le laryngoscope
avec sa main droite et le porte au-devant du voile du
palais. Il observe l'image du larynx en regardant à
droite ou à gauche et même au-dessus de la lentille.

Dans le second mode d'emploi, le médecin place la
lampe et la lentille au-dessus et en arrière de son épaule.
La lentille est à 6, 9, 16 centimètres de la flamme,
c'est-à-dire à une distance moindre que dans le mode
précédent. Cette disposition permet de porter le foyer
secondaire à 70 ou 80 centimètres de distance. Le
malade est toujours assis en face de l'observateur ; sa
bouche est située à l'endroit où se forme le foyer lumineux. Le médecin regarde alors le laryngoscope
comme s'il était éclairé par un faisceau de rayons
solaires. Pour cette seconde manière il faut se servir
d'une lentille de 50 à 70 millimètres de diamètre.
Quand on veut éclairer la bouche ou le laryngoscope
avec la lumière lenticulaire divergente, on ne peut
obtenir un éclairage suffisant qu'en diminuant la distance focale et en augmentant le diamètre de la lentille. Celle-ci est alors placée très-près de la flamme
et le malade très-près de la lentille ; ce sont là des
inconvénients qu'il faut éviter.

Quel que soit le mode d'emploi de la lentille, l'axe
visuel de l'observateur doit rencontrer perpendiculairement le fond de la bouche du malade ; les rayons len-

ticulaires éclairent le voile du palais un peu obliquement de haut en bas, comme dans l'éclairage solaire.
Toutefois l'axe visuel du médecin sera le plus près
possible du faisceau des rayons lenticulaires.

En faisant exécuter à la tige articulée du porte-pharyngoscope des mouvements de rotation, d'abaissement
et d'élévation, on imprime les mêmes mouvements à
la lentille. On peut donc l'éloigner ou la rapprocher
de la flamme, donner à son gré aux rayons lenticulaires une direction horizontale ou inclinée, à l'image
de la flamme une intensité et une étendue qui sont en
rapport inverse l'une de l'autre.

### § 5. — Marche des rayons lumineux.

Les lois principales de la réflexion de la lumière sur
les miroirs plans, tels que le laryngoscope, nous
apprennent :

1° Que le rayon incident et le rayon réfléchi sont
dans un même plan perpendiculaire à la surface réfléchissante ;

2° Que l'angle d'incidence est égal à l'angle de
réflexion ;

3° Que les rayons émis par un point situé au-devant
du miroir, suivent, après leur réflexion, la même direction que s'ils étaient tous partis d'un point symétrique,
situé derrière ce miroir : l'image d'un point se fait
par conséquent derrière le miroir, à une distance

égale à celle du point donné, et sur la perpendiculaire abaissée de ce point sur le miroir;

4° Que l'image est de même grandeur que l'objet;

5° Que cette image est symétrique de l'objet et non renversée. Le mot symétrique a ici le même sens qu'en géométrie; ce qui veut dire que deux points sont symétriques par rapport à un plan, lorsqu'ils sont situés sur une même perpendiculaire à ce plan et à une distance égale, l'un d'un côté du plan, l'autre de l'autre côté.

Or l'organe que nous avons à éclairer par réflexion, le larynx, est placé entre le pharynx en arrière et la base de la langue en avant. Son axe vertical situé dans le plan médian du corps, forme avec la surface de la langue un angle presque droit, c'est-à-dire un angle d'environ 90 degrés (1).

(1) L'axe de la cavité du larynx est représenté par une ligne brisée, formée elle-même de deux lignes droites, l'une verticale ou inférieure, l'autre oblique ou supérieure. La ligne verticale, que nous nommerons *axe vertical* ou *glottique*, est le prolongement de l'axe de la trachée; la ligne oblique représente l'inclinaison moyenne des diverses courbures de l'épiglotte; c'est l'axe *vestibulaire* ou *oblique*. Ces deux axes se rencontrent au niveau des replis sus-glottiques, au centre même de l'intervalle qui sépare ces replis. Ils forment entre eux un angle obtus qui varie de 130 à 170 degrés. Cet angle est ouvert en arrière, saillant en avant. Il a, en moyenne, 150 à 155 degrés. L'éclairage de la cavité laryngienne devra donc se faire différemment, suivant que l'on examinera sa région glottique ou son vestibule. C'est pour rendre cet éclairage plus facile à comprendre que nous l'envisageons ici au point de vue de l'axe vertical ou glottique.

Les rayons incidents, émanés du soleil ou pro-jetés par le réflecteur, par la lentille, arrivent au fond de la bouche, suivant une ligne à peu près parallèle à la face supérieure de la langue. Le mi-roir qui reçoit ces rayons doit donc les réfléchir dans le sens de l'axe vertical de l'organe de la voix. Comme les rayons incidents et les rayons réfléchis se rencontrent à angle droit sur la surface du miroir, l'angle de réflexion et l'angle d'incidence auront chacun 45 degrés, c'est-à-dire la moitié d'un angle droit. Ce qui signifie que le miroir laryngien doit être incliné à la fois de 45 degrés environ, et sur le prolongement de la surface horizontale de la langue et sur l'axe vertical du larynx.

Nous avons donc établi la règle suivante :

*L'inclinaison du laryngoscope au fond de la bouche doit être de 45 degrés environ.*

Cette inclinaison est la plus facile à obtenir. L'œil et l'intelligence la saisissent tout de suite. Elle diffère très-peu d'ailleurs de celle que l'on donne habituelle-ment au miroir dans le fond de la gorge dans la pratique.

# CHAPITRE V



## § 1er. — Conditions préliminaires.

1° *Position du malade.* — Quand on veut procéder à l'examen du larynx sur un malade, il importe de le faire dans les conditions les plus favorables.

On place d'abord le sujet, assis ou debout, devant soi. On lui recommande de se tenir droit, de n'incliner la tête ni d'un côté ni de l'autre. On est soi-même assis ou debout comme lui et à une petite distance.

On l'engage à ouvrir la bouche le plus possible, à renverser légèremeut sa tête en arrière ; le fond de sa gorge doit être vu horizontalement. Le malade exécute des inspirations plus fréquentes, plus amples, que pendant la respiration tranquille. Par cet exercice, on s'assure s'il abaisse sa langue et relève le voile du palais, si les dimensions de l'isthme de son gosier permettent l'emploi immédiat du miroir laryngien le plus grand. On dirige la lumière vers le fond de sa gorge, horizontalement ou un peu obliquement de haut en bas.

2° *Miroir laryngien.* — On prend ensuite le laryn-

goscope de la main droite ; on place son manche entre
les doigts comme une plume à écrire. On chauffe le
miroir en le plongeant dans de l'eau à 30 degrés, et
mieux en promenant sa surface brillante au-dessus
de la flamme d'une lampe à alcool ou d'une bougie,
pendant quelques secondes seulement.

Afin d'apprécier son degré de température, on l'applique de temps en temps sur sa main, sur sa joue.
On prévient ainsi sa détérioration et l'on évite de brûler
le malade. S'il était trop froid, il serait terni par la
précipitation de la vapeur de l'air expiré. Avec un peu
d'habitude, on parvient promptement à connaître le
degré de chaleur le plus élevé que peut supporter la
personne à examiner. On pourra laisser alors le miroir
dans sa bouche pendant un temps assez long sans
affaiblir l'éclairage du larynx.

### § 2. — Introduction du laryngoscope.

*Premier mode d'emploi ou de Czermak.* — Lorsque
l'intervalle compris entre les dents incisives supérieures et la surface de la langue, fixée au dehors, est suffisant, on porte directement le miroir dans la bouche,
d'avant en arrière ; son angle de soudure et sa tige
sont situés du côté de la commissure labiale gauche.
On place l'instrument au devant de la luette et du voile
du palais avec prudence, sans brusquerie et sans
hésitation, dans une inclinaison d'environ 45 degrés.

Avec le dos du miroir, on repousse ces organes *et l'on*

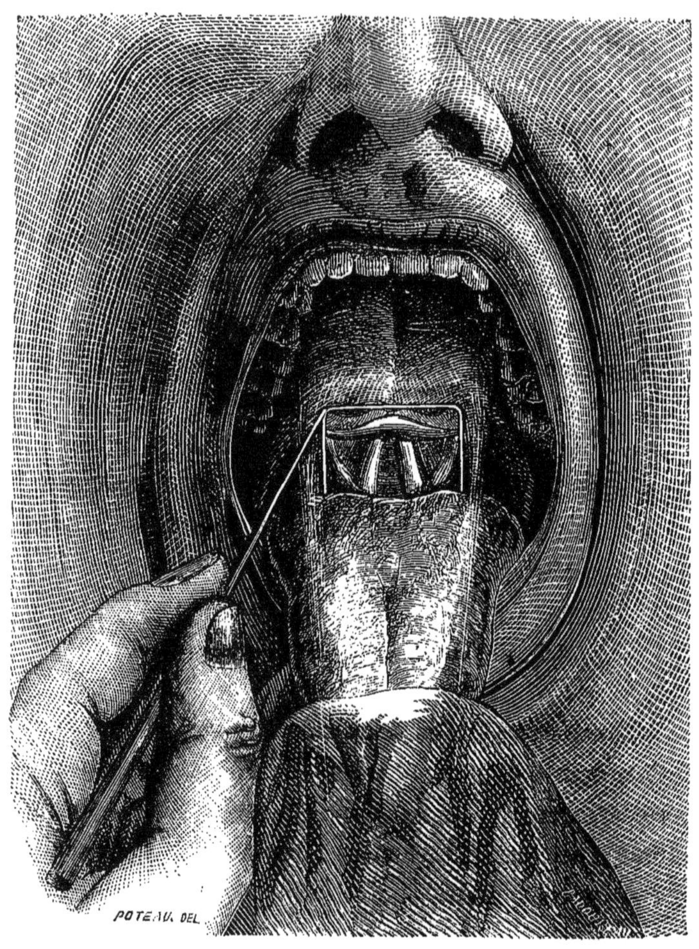

Fig. 9. — Position du laryngoscope au fond de la gorge (1.er mode d'emploi).

*a soin de ne lui imprimer aucun mouvement de rotation*

*ni de latéralité.* Le bord inférieur *du laryngoscope est arrêté par la paroi postérieure du pharynx qui fournit ainsi un point d'appui très-important au médecin. La lumière réfléchie par sa surface pénètre alors dans l'organe de la voix en passant entre le bord libre de l'épiglotte et la paroi pharyngienne.*

Lorsque l'intervalle compris entre les dents supérieures et la surface de la langue est étroit et ne permet pas l'introduction directe du laryngoscope, on prend le miroir de la main droite comme nous l'avons dit plus haut; on donne à sa tige une direction verticale et l'on tourne en bas sa surface brillante. On introduit alors le miroir dans la bouche en le plaçant horizontalement entre les dents et la langue. À mesure que l'on pénètre dans la cavité buccale, on relève la tige lentement et avec précaution; on arrive progressivement au-devant de la luette que l'on refoule en haut et l'on donne au laryngoscope l'inclinaison convenable. La cavité du larynx est éclairée et son image apparaît plus ou moins complétement.

Tel est le mode d'emploi que nous recommandons à nos confrères et à nos élèves comme le plus facile. C'est en effet celui qui exige le moins d'habileté et qui répond à toutes les exigences de l'exploration laryngoscopique.

*Deuxième mode d'emploi.* — Ce mode consiste à placer la tige contre le milieu de la voûte palatine, entre les deux incisives médianes supérieures. L'angle d'ouverture de l'instrument doit être agrandi et avoir 135 à 160 degrés.

C'est le mode d'emploi des premiers laryngoscopistes, de M. Turck en particulier. Il a fait échouer bien souvent les commençants. Il a détourné, à notre connaissance, des médecins très-instruits d'ailleurs.

On peut suivre ce mode d'emploi dans quelques circonstances, quand il s'agit, par exemple, d'éclairer un angle antérieur et interne du larynx (angle glotto-épiglottique) plus petit que 45 degrés. Il nous explique la contradiction que nous avons signalée page 15 entre l'angle d'ouverture fixé scientifiquement par M. Turck et celui des miroirs laryngiens dont il se sert.

Nous ne saurions trop le répéter, le laryngoscope quadrangulaire dont l'angle d'ouverture est de 120 à 130 degrés permet l'éclairage d'un angle *glotto-épiglottique* plus petit que 45 degrés. On n'a nullement besoin de faire subir à sa tige des courbures diverses, ni à son angle d'ouverture des modifications qui sont une preuve de l'inexpérience de l'observateur.

# CHAPITRE VI



Nous donnons ce nom à l'image de toutes les parties constituantes de l'appareil de la voix, réfléchies par le miroir laryngien. Nous comprendrons par conséquent dans sa description, celles qui, situées au-dessus et en avant de cet appareil, sont visibles seulement au moyen du laryngoscope. La connaissance de cette image et celle du mode d'emploi du miroir laryngien constituent les deux problèmes les plus importants de la méthode laryngoscopique. Si le médecin ne se familiarise pas avec eux, il s'exposera à des mécomptes désagréables pour le malade comme pour lui-même. Nous ferons précéder cette description de quelques remarques indispensables pour bien se pénétrer de la situation respective des parties éclairées et de la division que nous avons établie parmi elles.

*Ce qu'il faut entendre par inclinaison du laryngoscope plus grande et plus petite que 45 degrés. — Conséquence pratique.* — L'inclinaison du laryngoscope au fond de la bouche doit être, avons-nous dit, de 45 degrés environ par rapport à la surface de la langue. Une inclinaison plus grande sera par suite moindre que

45 degrés, et une inclinaison moindre sera plus grande que 45 degrés. En d'autres termes, l'angle d'inclinaison du miroir par rapport à l'horizon sera, dans le premier cas, plus petit que 45 degrés, et dans le second plus grand que 45 degrés. Cette dernière inclinaison est la plus fréquemment employée, ainsi que nous l'avons observé. Il résulte de là que l'image du larynx s'offrira à la vue dans une situation différente, mais en rapport avec le degré d'inclinaison du miroir laryngien au fond de la bouche. La position de la glotte, par exemple, sera *verticale* si l'angle d'inclinaison du miroir est de 45 degrés, *oblique de haut en bas* et *d'avant en arrière* si cet angle est plus petit, *oblique de haut en bas* et *d'arrière en avant* s'il est plus grand. La direction de la glotte réelle formera donc avec celle de la glotte fictive, un *angle droit* dans le premier cas, un *angle aigu* dans le second, un *angle obtus* dans le troisième.

Enfin l'image réfléchie par le miroir représente le larynx dans une situation renversée de bas en haut et d'avant en arrière. Sa description sera par conséquent celle du larynx d'une personne dont le corps serait en quelque sorte dans une situation horizontale.

*Description.* — Quand on jette les yeux sur le miroir laryngien placé au fond de la bouche dans une inclinaison de 45 degrés, on aperçoit en haut la base de la langue avec ses *follicules* plus ou moins développés et sa

dépression en sillon. Au dessous, sur la ligne médiane,
on remarque le repli *glosso-épiglottique* plus ou moins

Image laryngoscopique.

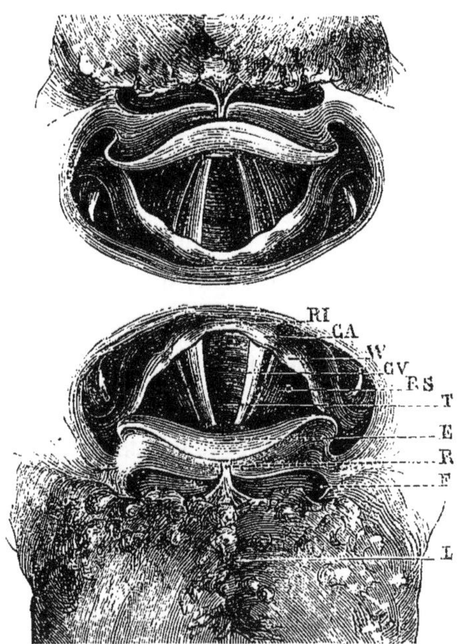

Fig. 10. — Larynx.

saillant, plus ou moins long, et, de chaque côté, la
*fossette* de même nom, plus ou moins profonde, semblable à une dépression digitale, ou en forme de nid de
pigeon. Plus bas et plus en avant, on voit la face *externe*
*de l'épiglotte*, concave de haut en bas ou *d'arrière en*
*avant*, convexe transversalement.

Sur un plan plus antérieur, apparaît le bord libre de l'épiglotte plus ou moins saillant, plus ou moins relevé, très-diversement conformé. Ce bord est assez souvent échancré vers le milieu et d'une minceur quelquefois extrême. Il donne naissance, à droite et à gauche, à deux replis dont l'un, concave, se dirige horizontalement en dehors vers la paroi latérale du pharynx et prend le nom de repli *pharyngo-épiglottique ;* l'autre au contraire se porte en arrière et en bas ; il se termine à un renflement muqueux très-mobile qui renferme le sommet du cartilage aryténoïde et le tubercule ou *cartilage de Santorini.* Ce repli, d'une certaine épaisseur pendant le repos, présente un bord tranchant lorsqu'il est tendu ; il est appelé repli *aryténo-épiglottique.* Au-dessus et en avant du tubercule de Santorini, dans l'épaisseur même du repli, il existe très-souvent un petit nodule ou mamelon jaunâtre, nommé *tubercule de Morgagni* et *cartilage de Wrisberg.*

Entre les replis pharyngo-épiglottique et aryténo-épiglottique, on aperçoit une cavité profonde, terminée en cul-de-sac ; elle est surtout visible pendant la phonation. Sa forme est celle d'une pyramide irrégulièrement triangulaire, dont le sommet est en haut et la base dirigée obliquement en bas et en arrière. Ses parois sont formées, en dedans par la face externe du repli aryténo-épiglottique, en dehors par la face interne du cartilage thyroïde et un peu par la face latérale du pharynx, en haut et en avant par la face interne ou inférieure du repli pharyngo-épiglottique. Son bord inférieur simule une rigole qu'un petit repli transversal divise en deux fossettes, appelées *fossettes naviculaires* par Pelz. Ses faces externe et supérieure se continuent de manière à former une surface concave assez étendue pendant le chant. Cette cavité fait partie de la gouttière latérale du pharynx. Elle paraît remplir pour la voix le même rôle que le corps du violon pour le son de cet instrument.

Le bord libre de l'épiglotte et le bord tranchant des deux replis aryténo-épiglottiques circonscrivent un orifice quadrilatère, allongé d'avant en arrière, légèrement oblique de haut en bas. C'est l'orifice supérieur du larynx ou *vestibulaire,* improprement appelé *glotte supérieure* par des professeurs de chant. Cet orifice prend la forme d'un triangle à base antérieure concave pendant la phonation. Il a été comparé avec raison à un bec d'aiguière ou de flûte.

En regardant à travers l'orifice supérieur du larynx, l'œil plonge dans son vestibule et aperçoit au fond l'ouverture de la glotte. La forme du vestibule est celle d'une pyramide quadrangulaire dont le sommet est situé en haut et en arrière, au-dessous de l'épiglotte, et dont la base est représentée par l'orifice supérieur du larynx. Sa paroi antérieure ou supérieure est formée par la face laryngée ou interne de l'épiglotte; alternativement concave et convexe, elle se termine en haut par une saillie (bourrelet de Czermak)

plus ou moins prononcée, destinée à compléter l'oc-
clusion du larynx pendant la déglutition. Ses parois
latérales, formées par la face interne des replis aryténo-épiglottiques, représentent deux surfaces trian-
gulaires ou irrégulièrement quadrilatères, plus larges
en avant et en haut qu'en arrière et en bas ; elles sont
inclinées de dehors en dedans et d'avant en arrière ;
elles se terminent profondément par deux replis ou
renflements muqueux, dirigés verticalement et connus
sous les noms impropres de *ligaments vocaux supérieurs, cordes vocales fausses* ou *supérieures*. Ces deux
replis, que nous appellerons *replis sus-glottiques*, sont
parallèles l'un à l'autre, rougeâtres pendant la respiration tranquille, rosés ou blanchâtres et très-sail-
lants pendant la phonation.

Enfin la paroi postérieure du vestibule est constituée par l'intervalle compris entre les deux replis
sus-glottiques et désigné à tort par les noms de *fausse
glotte, glotte supérieure*.

Au point de réunion des parois latérales avec la
paroi antérieure du vestibule, il existe deux sillons
en forme de V peu visible quoique très-marqué ;
ils correspondent aux bords latéraux de l'épiglotte.

Le sommet de ce V est un siége fréquent d'ulcérations et de polypes.

En arrière de chaque repli sus-glottique, on remarque un espace linéaire, sombre, verticalement

placé ; c'est l'orifice étroit qui conduit dans les ventricules du larynx ou *de Morgagni*. Sa largeur et sa
longueur sont assez variables.

Les deux orifices ventriculaires représentent un V
dont le sommet répond à celui du V épiglottique. Le
point de réunion de ces deux V est un centre d'où
rayonnent comme d'une *étoile* les quatre sillons épiglottiques et ventriculaires et l'orifice de la glotte. On
pourrait le désigner sous le nom d'*étoile laryngée,
étoile des sillons laryngiens*.

Immédiatement après l'orifice des ventricules, apparaissent les deux *ligaments vocaux inférieurs*, les deux
*cordes vocales vraies* ou *inférieures*. Leur face antérieure a un aspect rubané, lisse, une teinte blanc-
jaunâtre chez l'homme, blanc-nacré chez la femme et
l'enfant. Leur direction est verticale comme celle des
replis sus-glottiques. Leur face inférieure est invi-
sible.

L'orifice circonscrit par le bord interne ou libre
de ces deux cordes présente une forme et des dimensions très-variables ; il a reçu les noms de *glotte, glotte
vocale, glotte ligamenteuse*. C'est une fente dont l'extrémité supérieure, très-étroite, aiguë, correspond à
l'angle interne du cartilage thyroïde ; son extrémité
inférieure offre une forme et des dimensions en rapport avec l'état physiologique du larynx. Cette extrémité inférieure est limitée par deux saillies de la
muqueuse dont l'aspect rosé contraste singulièrement

avec la teinte blanche des cordes vocales. Ces deux renflements sont formés par les cartilages aryténoïdes qui jouissent d'une très-grande mobilité.

L'intervalle qui sépare les deux tubercules de Santorini est occupé par un repli muqueux, très-visible pendant l'inspiration ; c'est le *repli interaryténoïdien*. Sa face interne est tournée en haut vers la glotte ; elle se continue avec les faces interne et postérieure du cartilage cricoïde et de la trachée. On y observe parfois une saillie blanchâtre, comme ridée, formée par un pli de la muqueuse distendue. Il n'est pas rare de voir ce pli devenir le siége d'altérations pathologiques diverses. Le repli interaryténoïdien constitue la face postérieure d'un orifice de forme variable, nommé *glotte intercartilagineuse* ou *interaryténoïdienne*. Cet orifice présente à peu près le tiers inférieur de la *glotte* proprement dite. Au point de réunion de ce tiers inférieur et des deux tiers supérieurs de l'ouverture glottique, on distingue de part et d'autre, tantôt un angle rentrant, tantôt un angle saillant, suivant qu'elle s'ouvre ou se ferme. Le sommet de cet angle correspond au point d'insertion de la corde vocale avec l'apophyse antérieure du cartilage aryténoïde. C'est un siége assez fréquent d'ulcérations.

Tout à fait en bas, on découvre la paroi postérieure du pharynx dans une situation horizontale ou légèrement oblique, et au-dessus, la face inférieure ou postérieure du repli interaryténoïdien ; celle-ci se continue avec la muqueuse qui revêt les faces inférieures et postérieures des cartilages cricoïde et aryténoïde. Il en résulte une surface assez étendue, convexe, inclinée d'avant en arrière, d'une teinte plus ou moins rosée, et très-facile à reconnaître dans le miroir laryngien. Cette surface rencontre en bas la face postérieure du pharynx, s'applique contre elle, et forme ainsi une sorte de rigole ou gouttière en fer à cheval, au milieu de laquelle on distingue difficilement l'entrée de l'œsophage ; c'est la partie postérieure des gouttières pharyngiennes.

Enfin au delà de la glotte, la vue pénètre dans l'intérieur de la trachée. On la reconnaît à la saillie blanchâtre de ses anneaux concaves et parallèles, à la dépression circulaire rouge-sombre de la muqueuse qui les sépare.

Tels sont les divers organes que le miroir laryngien permet d'observer sur le vivant. L'image laryngoscopique étant la reproduction fidèle de l'intérieur de l'appareil de la voix, la superposition des diverses parties qui la composent permet d'y établir les trois plans ou étages principaux suivants :

1° *Plan supérieur, ou* 1er *étage (région sus-épiglottique).* — On y observe : la base de la langue, les fossettes et le repli glosso-épiglottiques, la face externe de l'épiglotte, son bord libre et la face externe des replis pharyngo - épiglottiques qui lui servent de limite.

2° *Plan moyen*, ou 2° *étage* (*région vestibulaire*).
— On y trouve la face interne ou laryngée de l'épiglotte, celle des replis pharyngo-épiglottiques, la face

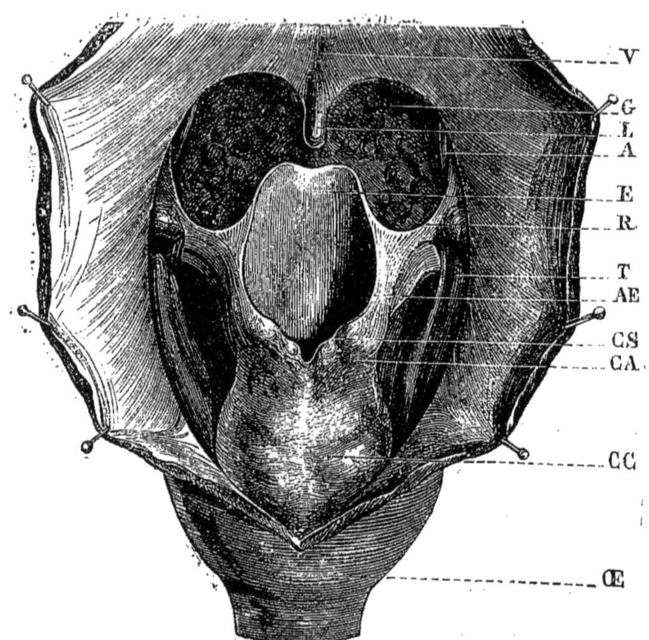



Fig. 11. — Larynx vu par sa face postérieure.

V, voile du palais.
L, luette.
E, épiglotte.
T, cartilage thyroïde.

CA, cartilage arythénoïde.
CC, cartilage cricoïde.
OE, œsophage.

interne du cartilage thyroïde, les replis aryténo-épiglottiques, les replis sus-glottiques, les tubercules de
Santorini et de Morgagni, le repli interaryténoïdien.

3° *Plan inférieur*, ou 3° *étage* (*région glottique*).

— On y constate l'orifice des ventricules de Morgagni, les cordes vocales, les cartilages aryténoïdes, l'orifice glottique, la face interne du cartilage cricoïde, la partie supérieure de la trachée.

L'étendue que nous avons donnée à la description de l'image laryngoscopique est une preuve de l'importance que nous attachons à la connaissance de ses diverses parties et de leur situation respective.

Il ne faut pas l'oublier. Il ne suffit pas de connaître l'anatomie du cadavre ; il faut posséder aussi l'anatomie et la physiologie du larynx sur le vivant, si l'on veut s'orienter au milieu de tous ces petits organes mobiles, ayant leur physionomie particulière et des rapports mutuels constants. Ces rapports peuvent être changés par une rotation ou par une déviation latérale de la tête du malade, par une inclinaison trop forte ou trop faible du miroir et par son obliquité latérale, par une perception fausse de l'image, par l'inexpérience de l'observateur, enfin par des lésions pathologiques de diverses natures.

# CHAPITRE VII



Jusqu'à présent nous nous sommes peu occupé des circonstances qui sont susceptibles de favoriser ou d'entraver l'exploration du larynx. Ces circonstances sont assez nombreuses; elles feront l'objet des considérations pratiques suivantes, et constitueront la partie de ce traité la plus intéressante et la plus utile pour le praticien. Nous les envisagerons au point de vue : 1° du malade; 2° du miroir laryngien; 3° de son éclairage; 4° de l'image laryngoscopique; 5° de l'éclairage des différentes parties de l'appareil vocal; 6° de l'observateur.

## § 1er. — Du malade.

1° *Position de sa tête.* — M. Turck a insisté le premier sur la position que le malade doit donner à sa tête pour rendre l'examen laryngoscopique plus facile. Nous avons dit, dans notre Cours de laryngoscopie, qu'il doit éviter de pencher sa tête d'un côté ou de l'autre. Cette inclinaison change l'axe vertical du pharynx en une ligne courbe d'autant plus prononcée que l'inclinaison est elle-même plus forte. C'est parmi les femmes en particulier que l'on observe cette habitude de pencher la tête vers l'épaule gauche ou vers l'épaule droite. Quoique convaincues de sa réalité, elles ont souvent beaucoup de peine à s'en défaire. Cette inclinaison se manifeste, en général, au moment où le sujet renverse sa tête en arrière ; elle n'existe que pendant l'exploration. Un miroir mis en présence de la malade lui apprend bien vite à l'éviter.

Lorsque la bouche est ouverte, la tête droite et légèrement renversée en arrière, la lumière éclaire alors le fond de la gorge sans être interceptée par la lèvre ou par les dents supérieures. Le malade regarde directement celui qui fait l'examen, quel que soit le genre d'éclairage employé. Il doit éviter de faire subir à sa tête des mouvements de rotation sur son axe, afin que l'image ne se trouve pas en dehors du plan vertical médian du corps, plan dans lequel le larynx est lui-même situé.

On a proposé, pour les personnes que l'habitude ou leur tempérament nerveux rendent indociles, de faire soutenir leur tête par un aide, de la fixer contre un appui. Ce serait assurément un moyen très-rationnel. Mais l'expérience apprend bientôt qu'elles se soumettent difficilement à la gêne qui en résulte. Il ne faut donc pas compter sur ce moyen. C'est en fixant la langue de son malade que l'on parviendra à maintenir sa tête dans une position droite.

2° *Position de sa langue.* — L'examen laryngosco-

pique est surtout entravé par la difficulté que les malades éprouvent à donner à leur langue une disposition
favorable.

Parmi eux il en est qui, s'étant déjà exercés à voir
le fond de leur bouche, parviennent sans effort à
abaisser cet organe d'une façon complète, à soulever
même le voile du palais pendant l'inspiration. L'examen chez eux est ordinairement des plus faciles.

Un grand nombre, au contraire, n'ont jamais essayé
de voir le fond de leur gosier. Les uns ont été inhabiles à y parvenir; les autres n'ont pas eu assez de
volonté pour triompher de leur répugnance ou de leur
pusillanimité.

Si l'on examine ce qui se passe dans la bouche de
ces derniers, quand on leur demande de déprimer leur
langue et de respirer en même temps, on observe les
phénomènes suivants : les uns suspendent ou prolongent leur mouvement d'inspiration ; les autres respirent
seulement par le nez, croyant respirer par la bouche
parce que leur respiration est bruyante; ceux-ci retirent leur langue dans le fond de la cavité buccale,
appliquent sa base soulevée contre le voile du palais ;
ceux-là enfin impriment à la pointe de l'organe des
mouvements de va-et-vient dans tous les sens, sans
pouvoir lui trouver une place fixe dans leur bouche.

Ces mouvements désordonnés ne sont pas tous
faciles à combattre ni à maîtriser. Les divers instruments avec lesquels on a proposé de déprimer ou de

fixer la langue sont bien rarement utiles pour l'exploration du larynx. Ces instruments inspirent de la répugnance au malade, provoquent des efforts de vomissement, produisent même un effet tout contraire, le gonflement ou soulèvement de la langue, et, ce qui est plus fâcheux, l'abaissement ou refoulement de l'épiglotte vers le pharynx. On ne peut donc, on le voit, atteindre avec eux le but désiré.

Il est d'observation que l'abaissement de la langue, pendant l'émission de la voyelle A, est plus prononcé que pour celle des autres voyelles. On pourra recourir à cette émission plutôt qu'aux abaisse-langue, pince-langue, spatules, etc.

Le meilleur moyen d'obtenir cette dépression naturellement et aussi complétement que possible, consiste à montrer au malade comment on parvient à déprimer l'organe sur soi-même. On lui recommande ensuite d'ouvrir sa bouche devant une glace, et l'on projette un foyer de lumière sur le fond de sa gorge. Il s'étudie alors lui-même, fait des efforts pour soulever le voile du palais, pour respirer par la bouche et non par le nez.

Il renouvelle plusieurs fois cet exercice, s'habitue à découvrir son pharynx, à rendre sa langue immobile et à la disposer en gouttière. Notre pharyngo-scope nous a été et nous sera toujours ici un auxiliaire des plus utiles.

Quoique l'on parvienne, en général, à obtenir le

résultat désiré, il est quelquefois impossible de procéder à une exploration suffisante du larynx. L'intervalle qui sépare le bord de l'épiglotte est d'autant plus étroit que l'inclinaison du cartilage épiglottique est plus grande. De là, impossibilité de faire pénétrer assez de lumière réfléchie dans l'organe de la voix. On recommande alors au patient de sortir entièrement sa langue au dehors ; on saisit son extrémité entre le pouce et l'index recouverts d'un linge fin ; puis on la fixe sans crainte au devant du menton. Le malade peut la maintenir lui-même entre ses doigts, et laisser ainsi toute liberté au médecin.

Par ce procédé, on entraîne en avant l'épiglotte, on l'éloigne du pharynx ; on agrandit ainsi l'intervalle qui sépare ces deux organes, et l'on met plus à découvert l'intérieur du larynx.

La pression du bord tranchant des dents incisives détermine parfois sur la face inférieure de la langue une sensation désagréable et même douloureuse. On évite cet inconvénient en recouvrant le bord des incisives avec le linge fin qui sert à fixer l'organe.

L'expérience nous a appris qu'il faut maintenir la langue au devant du menton chez tous les individus soumis aux premières explorations laryngiennes, quelle que soit leur habitude de la déprimer. C'est une règle générale que nous recommandons à nos élèves et à nos confrères.

3° *Manière de respirer*. — Le passage de l'air dans

la poitrine s'effectue normalement par les voies nasales. La respiration par la bouche n'a donc lieu que dans des conditions particulières ou exceptionnelles. Aussi trouve-t-on peu de personnes qui sachent respirer volontairement par la bouche seule. Un exercice répété est nécessaire pour leur apprendre ce genre de respiration.

Cette circonstance contribue singulièrement à rendre l'examen laryngoscopique difficile au début. Les malades auquels on demande de respirer seulement avec la bouche largement ouverte, appliquent presque toujours la base de leur langue contre le voile du palais et ferment tout à fait le passage de l'air extérieur. C'est par le nez qu'ils respirent et non par la bouche, comme ils le croient souvent. Aussi les voit-on suspendre leur respiration tout à coup et rester plus ou moins longtemps avant de faire une nouvelle inspiration.

Il est ordinairement facile pour le sujet d'exécuter régulièrement et sans trop d'efforts des mouvements d'inspiration et d'expiration suffisants. Mais il n'en est pas de même lorsqu'il s'agit de respirer seulement par la bouche.

Si l'on vient à fermer l'entrée de l'air par les fosses nasales en pinçant les narines avec les doigts ou autrement, la respiration buccale est forcée. On pourrait donc à la rigueur recourir à ce moyen pour apprendre ce mode de respiration au malade. Il vaut mieux cependant l'exécuter soi-même devant lui. On lui donne une glace et en se voyant il répète les mêmes mouvements d'inspiration et d'expiration.

Ce mode respiratoire se produit forcément encore chez les personnes atteintes de coryza, de polypes naso-pharyngiens, par exemple, chez les enfants qui se font souvent un jeu de parler du nez. Enfin si l'on supprime volontairement le son nasal qui accompagne la prononciation des lettres M, N, le passage de l'*air inspiré* a lieu également par la bouche. On pourra par conséquent tirer parti de ces diverses circonstances et apprendre assez promptement à respirer par la cavité buccale.

Cette manière de respirer a pour avantage de soulever le voile du palais et de découvrir la paroi du pharynx. On facilitera aussi ce résultat en faisant exécuter de temps à autre une large inspiration, comme si le malade éprouvait le besoin de bâiller, de pousser un soupir.

4° *Irritabilité de l'arrière-bouche.* — S'il est vrai que le plus grand nombre des malades supporte assez bien les premières applications du laryngoscope il n'est pas moins certain que son contact excite fréquemment la sensibilité de la luette, de l'isthme du gosier, provoque des contractions dans le pharynx et dans l'œsophage, des vomissements et même de la toux.

Ce genre d'obstacle a été l'argument principal invoqué contre l'application pratique du laryngoscope.

Nous nous devons cette justice d'avoir cru, dès le principe, à l'impossibilité d'y remédier. L'expérience est venue heureusement nous rassurer d'abord et nous indiquer ensuite comment on pouvait tourner cette difficulté.

Les moyens conseillés dans ce but, les douches simples ou médicamenteuses, les gargarismes, les réfrigérants, le bromure de potassium, même à haute dose, diminuent très-peu la sensibilité des organes du fond de la gorge. Cependant ils peuvent présenter dans quelques circonstances de l'utilité.

Le meilleur moyen de vaincre l'obstacle dont nous parlons, c'est d'habituer le malade à ce contact par des essais répétés fréquemment. On l'engage à placer lui-même dans le fond de sa bouche un corps étranger, à l'y laisser le plus longtemps possible. Il arrive bientôt ainsi à le supporter sans éveiller aucune sensation pénible.

On peut quelquefois combattre la susceptibilité de la luette et du voile du palais, en retirant légèrement en avant le laryngoscope et en faisant respirer largement le malade.

D'autres fois, c'est en lui recommandant de suspendre sa respiration qu'on obtient ce résultat. L'irritabilité des diverses parties de l'isthme du gosier varie suivant les individus, comme le fait remarquer M. Turck (p. 38). De là, la nécessité de connaître quel en est le point le plus irritable, afin de ne pas en éveiller la sensibilité pendant l'examen. En pareil cas, il est des malades qui peuvent donner d'excellents renseignements sur le point de départ des contractions ou des efforts de vomissement occasionnés par l'exploration laryngienne. Les uns, par exemple, attribuent ces efforts à une température trop élevée du miroir, les autres au contact du pharynx ou de la base de la langue par le bord de l'instrument; d'autres enfin signalent un point spécial du voile du palais comme plus irritable au contact du laryngoscope. Le médecin doit toujours tenir compte de ces observations.

Une grande irritabilité de l'isthme du gosier n'est pas une preuve absolue de l'impossibilité d'appliquer le miroir laryngien. Il suffit quelquefois d'une seconde au médecin exercé pour apercevoir tout l'intérieur de l'organe de la voix. Il en est de même dans le cas d'inflammation plus ou moins prononcée de l'arrière-bouche.

5° *Conformation de l'isthme du gosier.* — Certaines conformations du fond de la gorge s'opposent plus ou moins à l'examen du larynx. Il n'est pas rare, par exemple, de trouver le diamètre vertical de l'isthme très-étroit. Nous avons observé cette disposition sur des sujets fortement constitués, à cou très-court. La base de la langue est très-élevée; elle laisse à peine apercevoir la partie supérieure de l'orifice bucco-pharyngien, même en déprimant cette base.

Quelquefois l'arcade du voile du palais oppose une

résistance énergique qui empêche de le soulever. Quand on essaye de refouler cette arcade avec le dos du miroir, la main éprouve la sensation d'une corde qui repousse l'instrument ou l'empêche d'avancer. Si, au lieu de céder, on persiste à la refouler, le laryngoscope glisse en bas, passe dans l'arrière-bouche, et le voile du palais vient, à son tour, se mettre devant le miroir. Cet inconvénient se présente chez les sujets dont le diamètre antéro-postérieur du pharynx est plus grand qu'à l'état normal. On fait usage alors d'un miroir laryngien rectangulaire proportionné à ce diamètre exceptionnel.

La longueur exagérée de la luette gêne assez souvent l'application du laryngoscope. Quoiqu'il soit facile de faire disparaître cet obstacle par l'excision, il n'en est pas moins vrai que les malades ne comprennent pas toujours l'utilité de cette petite opération. Aussi est-on parfois obligé d'en prendre son parti et de continuer son investigation dans des conditions défavorables.

Un assez grand nombre de personnes présentent une hypertrophie plus ou moins évidente des amygdales sans jamais avoir été atteintes de maux de gorge. Lorsque cette hypertrophie est pathologique, ce qui arrive le plus souvent, elle est en général bien plus prononcée et même irrégulière. Ainsi l'une des amygdales sera seule volumineuse, ou bien plus grosse que l'autre ; il peut arriver encore que leur surface, ordinairement lisse, présente des anfractuosités, des bosselures et même des lobules pédiculés, polypiformes.

Nous ne quitterons pas ce sujet sans signaler chez quelques personnes la présence d'une saillie dure plus ou moins prononcée vers le milieu de la paroi postérieure du pharynx. Cette saillie normale pourrait en imposer et faire croire à une lésion qui n'existe pas. C'est le corps de la troisième vertèbre cervicale qui produit cette sorte de tuméfaction contre laquelle vient heurter le bord inférieur du miroir.

Dans toutes les circonstances défavorables que nous venons de passer en revue, le médecin saura toujours trouver le moyen le plus efficace pour tourner la difficulté. Nous ne pouvons, toutefois, approuver les tendances de quelques innovateurs plus téméraires que prudents, plus aventureux que sérieux, lorsqu'ils prétendent substituer à une opération ordinairement simple une autre opération multiple, longue, dangereuse, fatigante et bien plus douloureuse. Nous parlons ici de l'excision des amygdales.

En voyant pratiquer tous les jours cette opération avec la plus grande facilité au moyen de l'amygdalotome, on se demande quel motif sérieux a pu faire proposer l'application des caustiques en couches plus ou moins minces dans le fond de la bouche !

On trouve sans doute des sujets à qui l'instrument tranchant inspire une répugnance réelle. Cela suffit-il pour démontrer la supériorité du procédé par les caustiques ? Les malades traités ainsi sont-ils à l'abri des récidives, sont-ils véritablement débarrassés comme on l'a avancé ?

Pour notre part, nous nous sommes assuré qu'il n'en était rien. Parmi les malades que nous avons observés, les uns n'avaient pu supporter l'action du caustique, les autres conservaient leurs amygdales malgré plusieurs applications de ce moyen. L'un d'eux, enfin, témoin d'une hémorrhagie grave, avait pris peur et n'avait plus voulu entendre parler de caustique.

Quant aux tumeurs, aux abcès, aux inflammations aiguës des organes de l'arrière-gorge, susceptibles de gêner l'exploration du larynx, il faut leur appliquer des traitements appropriés avant de procéder à l'examen.

6° *Émission des voyelles A, E.* — L'émission des voyelles par le malade est une circonstance qui facilite beaucoup l'éclairage du larynx. On sait, en effet, que pendant la phonation aiguë, le larynx exécute un mouvement d'ascension qui le rapproche du laryngoscope : l'épiglotte se redresse et s'éloigne du pharynx, les cordes vocales inférieures se tendent et se montrent dans toute leur étendue ; enfin l'angle glotto-épiglottique, devenu moins aigu, permet d'éclairer et de voir mieux l'angle antérieur de la glotte.

Cette émission a donc une assez grande importance pour qu'on habitue de bonne heure le malade à prononcer les voyelles A, E, sa bouche largement ouverte. Quoiqu'elle se fasse ordinairement d'une manière imparfaite, elle exige cependant quelque exercice.

Dans la prononciation ordinaire de la voyelle E, la bouche est à demi ouverte; la base de la langue se porte en avant et en bas, sa partie moyenne s'élève vers le palais, et sa pointe se place derrière les dents inférieures. Le soulèvement de la partie moyenne de la langue se faisant aux dépens de sa base, il en résulte que celle-ci entraîne l'épiglotte en avant.

Dans la prononciation de la voyelle **A**, la bouche est plus ouverte; la langue s'abaisse et se creuse légèrement. Cette prononciation est plus facile; elle n'exige aucun déplacement des organes du fond de la bouche.

La voyelle E permet donc mieux d'éclairer le larynx. Le moyen d'obtenir le plus promptement son émission, la bouche largement ouverte et la langue abaissée ou fixée au dehors, c'est de faire prononcer aux malades la lettre E en se regardant devant une glace, le miroir pharyngoscopique, par exemple. Il faut surtout leur montrer comment on obtient ce résultat soi-même.

Il est utile quelquefois de recommander au sujet de tousser, d'exécuter une inspiration profonde, brusque, ou un mouvement horizontal en avant de la mâchoire inférieure. Ces circonstances rendent possible un examen fait d'abord incomplétement, ou considéré souvent comme impraticable.

7° *Pusillanimité du malade.* — Nous ne saurions

trop répéter que la plupart des difficultés que l'on rencontre dans l'application du laryngoscope sont ordinairement dues à la pusillanimité du malade, à l'inexpérience et à l'absence de calme de l'observateur.

La *pusillanimité* est un sentiment instinctif, assez fréquent parmi les personnes qui, pour la première fois, se soumettent à l'exploration laryngienne. On l'observe principalement chez les femmes. L'idée seule que l'on va introduire un instrument dans leur bouche suffit pour déterminer des répulsions invincibles, des contractions spasmodiques dans le pharynx et même l'œsophage. Quelques hommes sont femmes sous ce rapport. L'écartement des dents, un peu plus grand que d'habitude, détermine parfois de la douleur dans les articulations des deux maxillaires, ou bien des contractions dans le pharynx. L'exercice et la persévérance triomphent de ces obstacles.

Quelques personnes craignent que le miroir ne tombe dans leur gosier. Il faut mettre l'instrument dans leurs mains, et elles seront bien vite rassurées. Malgré cela, on les voit quelquefois suspendre leur respiration, fermer la bouche à demi, porter leur tête en arrière et même prévenir avec leurs mains l'introduction du miroir.

On rencontre aussi des individus dont la susceptibilité nerveuse est si exagérée, que la respiration par la bouche seule provoque des contractions dans l'arrière-gorge.

Il est enfin des malades qui ne peuvent maîtriser ce sentiment instinctif de la pusillanimité. Il faudra leur persuader que l'exploration du larynx est indispensable pour bien connaître la maladie dont il est le siége, leur prouver surtout qu'elle est inoffensive.

Un de nos meilleurs moyens de persuasion consiste à faire cet examen en leur présence sur nous-même ou sur une autre personne. Notre pharyngoscope nous a été d'un grand secours pour vaincre maintes fois cette pusillanimité. Dès qu'il sera permis à un malade intelligent (il y en a beaucoup plus qu'on ne pense) de voir avec notre instrument le siége de son mal, il sera sûr que l'on ne se trompera plus. Aussi se confiera-t-il sans réserve aux soins du médecin. S'il a douté jusque-là de sa guérison, quel moyen plus puissant pourrait faire renaître son espoir? Il nous est arrivé souvent de réussir en stimulant l'amour-propre des individus pusillanimes et en leur démontrant l'illusion dont ils étaient dupes.

Quelques malades ne sont pas bien convaincus de la nécessité de l'examen, soit que leur affection n'offre pas de gravité, soit que leur médecin cède plutôt à un désir manifesté qu'à une conviction bien arrêtée. Dès les premiers essais laryngoscopiques, on reconnaît une résistance physique et morale contre laquelle il est inutile de lutter. La durée de la maladie, son aggravation surtout seront les meilleurs auxiliaires du médecin.

Quelle que soit la cause qui rende un malade pusillanime ou craintif, il sera utile avant tout de faire son éducation. On mettra donc une glace devant lui ou entre ses mains. On l'engagera ensuite à ouvrir la bouche, à respirer largement ; puis il promènera dans le fond de sa gorge, sur le voile du palais, la luette, etc., des corps étrangers, de manière à habituer ces organes à leur contact. Il reviendra de temps en temps à l'application du miroir laryngien. Bientôt la sensibilité s'émoussera, la pusillanimité disparaîtra et l'examen se fera sans obstacle.

Au reste, la plupart des personnes malades ou bien portantes supportent assez bien les premières applications du laryngoscope au fond de leur bouche. D'un autre côté, celles qui sont atteintes d'affections pharyngo-laryngiennes ont subi des traitements locaux divers, et leurs organes sont moins sensibles au contact des corps étrangers. Aussi les appréhensions qu'avait fait naître la laryngoscopie à son début, se sont-elles évanouies devant les faits, devant l'expérience.

### § 2. — Miroirs laryngiens; leur emploi.

Les difficultés que présente l'application des laryngoscopes dépendent de leur mode d'emploi, de leur angle d'ouverture, de leur forme.

1° *Mode d'emploi.* — Lorsque l'on applique le laryngoscope pour la première fois dans le fond de la

bouche d'un malade, presque toujours on porte instinctivement sa tige vers le milieu de la voûte palatine et
son angle de soudure sur le milieu du voile du palais.
La main qui tient le manche de l'instrument est placée
alors sur le trajet des rayons destinés à l'éclairer et
sur celui de l'axe visuel de l'observateur. Ce mode
d'emploi du miroir a été celui des premiers auteurs,
M. Turck par exemple. On obviait aux deux inconvénients signalés en faisant subir à la tige diverses courbures qui permettaient de relever le manche ou la main
au-dessus des rayons incidents.

Ce mode d'application du laryngoscope est très-peu
en usage aujourd'hui. Il ne doit être employé que
dans des circonstances exceptionnelles. Il faut en
prévenir les commençants, afin de leur éviter des
insuccès toujours désagréables pour les débutants.

Quelques personnes, dès leurs premiers essais,
disposent le miroir laryngien au fond de la bouche,
dans un sens tout opposé au précédent. Elles placent
la tige sur les côtés de la langue et tournent la surface réfléchissante à droite ou à gauche et même vers
le voile du palais : nous n'insisterons pas sur cette
manière de faire qui ne conduit à rien ; elle est seulement la preuve de l'inexpérience de l'observateur.

Le véritable mode d'emploi du miroir laryngien est
celui que nous avons décrit. Il met à l'abri des tâtonnements et des courbures plus ou moins ingénieuses
que l'on a fait subir à sa tige.

2° *Angle d'ouverture ou d'inclinaison.* — Nous avons dit que cet angle était de 120 degrés, mais qu'il pouvait être porté jusqu'à 130 degrés sans inconvénient.

Lorsque cet angle est plus petit que 120 ou 115 degrés, il oblige le médecin à placer sa main au-devant des rayons incidents, à intercepter ainsi leur marche vers le fond de la bouche. Les courbures imprimées à la tige ne remédient à cet inconvénient qu'à la condition d'être imprimées sur la partie qui reste en dehors de la bouche du malade. Il faut, en conséquence, se servir de miroirs à tige très-longue; mais leur application est moins sûre.

Lorsque l'angle d'ouverture est plus grand que 130 degrés, comme celui des premiers laryngoscopes fabriqués en Allemagne, la tige est placée trop en dehors de la bouche pendant l'examen. Le médecin perd l'appui qu'il trouvait pour ses doigts libres sur les côtés du menton du malade; sa main n'a ni la sûreté, ni l'immobilité suffisantes. Il est obligé de porter instinctivement sa main en dedans ou de la rapprocher de la ligne médiane de la bouche. La surface du miroir quitte alors son inclinaison perpendiculaire au plan médian du corps; elle est tournée de côté et les rayons lumineux sont réfléchis vers les parties latérales de l'appareil de la voix. Il en résulte ce que l'on a appelé une *image asymétrique.* Les laryngoscopes dont l'angle d'ouverture est trop grand donnent donc une idée erronée de la situation des parties éclairées et produisent une illusion d'optique (1).

La fixité de l'angle d'ouverture a été laissée, pendant les premiers temps, à la volonté de l'expérimentateur.

Quelques auteurs sont partisans de cette liberté de fixer l'angle d'ouverture. « Mais l'expérience, comme » nous l'avons déjà dit en 1861, nous a démontré que » c'était une cause de tâtonnements que la détermina- » tion exacte de cet angle fait éviter. Cette liberté de » modifier l'angle d'ouverture peut présenter quelque » utilité pour ceux qui ont une grande habitude de » l'instrument; elle n'a que des inconvénients pour » les autres (2) .»

*Forme du miroir laryngien.* — Les laryngoscopes peuvent être rangés en deux séries quant à leur forme : les laryngoscopes circulaires et les laryngoscopes quadrangulaires.

Dans la première série, nous trouvons les formes ronde, elliptique et ovale. Quand on se sert d'un miroir rond pour examiner le larynx d'un malade, on a quelque peine à le placer au fond de la bouche dans une inclinaison déterminée, et à reconnaître si la position qu'on lui donne est favorable à l'éclairage.

Ce genre de miroir n'offre à l'observateur qu'un

---

(1) *Cours complet de laryngoscopie,* 1861, p. **29**.
(2) *Ibid.,* p. **28**, **29**.

seul point de repère, son angle de soudure. Il en faudrait au moins deux. Aussi est-il presque impossible de lui appliquer la règle que nous avons établie, savoir :

« Le miroir laryngien porté au fond de la bouche
» doit être perpendiculaire au plan médian vertical qui
» passe par la glotte, quelle que soit son inclinaison
sur le plan (face postérieure) du pharynx. »

Si une grande habitude du maniement des laryngoscopes ronds peut seule suppléer à leurs défauts, elle ne met pas cependant toujours à l'abri des tâtonnements.

Les miroirs ovales ou elliptiques ont au moins deux extrémités qui servent de guide. Avant nous, leur tige était fixée à l'une de ces deux extrémités. Cette disposition obligeait le médecin à l'appliquer au fond de la bouche suivant le mode d'emploi de M. Turck.

En les destinant aux études rhinoscopiques, nous fîmes souder la tige sur le milieu de l'un des côtés du miroir. Ainsi modifiés, on peut avec eux procéder à l'examen du larynx aussi bien qu'avec les miroirs quadrangulaires. Il faut seulement que leur petit diamètre ne soit pas trop restreint, car une surface réfléchissante trop étroite donnerait un éclairage insuffisant.

Les miroirs quadrangulaires sont ceux qui remplissent le mieux les conditions favorables aux études laryngoscopiques. C'est pour eux que nous avons établi la règle suivante :

« La position du miroir au fond de la bouche, doit
» être telle *que ses bords soient toujours parallèles et*
» *verticaux deux à deux et jamais obliques, l'angle*
» *de soudure étant en haut.* Cette règle permet au plus
» maladroit de mettre immédiatement le miroir au-
» devant du voile du palais dans une situation défini-
» tive. Tous les tâtonnements et la rotation que
» M. Turck fait exécuter à ses laryngoscoques ronds
» sont évités.

» Une fois placé, il n'y a qu'à lui donner l'inclinai-
» son nécessaire en abaissant ou en relevant le manche
» de l'instrument (1). »

Quant aux laryngoscopes rectangulaires, ils ont un
grave inconvénient; ils ne peuvent être appliqués des
deux mains, à moins que l'angle de soudure ne soit
établi sur le milieu de l'un des grands côtés.

La forme carrée est en résumé la plus avantageuse,
la plus pratique. Elle permet l'observation laryngoscopique dans tous les cas.

### § 3. — Modes d'éclairage du laryngoscope.

1° *Par le soleil.* — En parlant de l'éclairage
solaire, nous avons signalé ses avantages et ses inconvénients. Nous les rappellerons ici avec quelques
détails.

(1) *Cours complet de laryngoscopie*, p. 90.

La lumière du soleil est d'une blancheur et d'une pureté parfaites. Il en est de même de l'image laryngoscopique obtenue avec elle. La coloration des tissus est très-bien conservée ; ses moindres nuances sont exactement reproduites. Les taches, les injections capillaires, même très-limitées, sont faciles à saisir. On ne peut malheureusement en dire autant des lumières artificielles ; celles-ci communiquent aux organes une légère teinte rougeâtre.

Considéré au point de vue de l'enseignement, l'éclairage solaire rend facile l'exploration du larynx. Il permet, en outre, à plusieurs personnes à la fois d'y participer. Le faisceau lumineux sera placé dans ce but entre le médecin d'un côté et les élèves de l'autre (voy. fig. 3).

On peut avoir recours à un autre moyen, si l'on veut montrer à plusieurs assistants l'image laryngoscopique. Nous en avons fait l'application à l'hôpital Beaujon, dans le service de M. Gubler. Ce moyen consiste à mettre la glace qui réfléchit le soleil et éclaire la bouche du malade, à 1 ou 2 mètres de distance de ce dernier. Quelques personnes se placent à côté et derrière la glace, d'autres derrière le malade lui-même. Les premières regardent et voient directement l'image dans le laryngoscope placé au fond de la bouche, et les secondes l'aperçoivent réfléchie dans la glace. Beaucoup de spectateurs peuvent ainsi participer à l'observation.

La rotation de la terre sur elle-même change malheureusement à chaque instant les conditions favorables de l'éclairage solaire. Elle détermine un déplacement continuel, quoique insensible, du faisceau lumineux. Un aide intelligent est nécessaire pour varier sans cesse l'inclinaison du miroir qui réfléchit le faisceau de lumière et pour conserver, autant que faire se peut, à ce dernier sa direction première. Lorsque le médecin n'a pas d'aide à sa disposition, il est obligé de le remplacer et de faire suivre à son malade le mouvement du soleil.

Il existe, il est vrai, un appareil fort ingénieux, mais d'un prix très-élevé, l'*héliostat*, au moyen duquel on donne à la lumière solaire l'immobilité nécessaire. Cet appareil est un mouvement d'horlogerie qui fait varier l'inclinaison du miroir à l'aide d'une tige à laquelle celui-ci est fixé, tout en conservant aux rayons réfléchis une direction constante.

Si aux inconvénients que nous venons de signaler, nous ajoutons ceux qui proviennent de l'absence trop fréquente du soleil, de la présence des nuages qui interrompent tout à coup un examen préparé de longue main ou près de se terminer, de l'exiguïté et de la mauvaise exposition des appartements, enfin de la chaleur excessive du soleil en été, on se rendra facilement compte des nombreuses tentatives de la science pour obtenir une lumière plus docile, et qui permît d'éclairer l'appareil de la voix, quels que fussent le climat, la saison, le jour, l'heure ou le moment de l'examen laryngoscopique.

2° *Par les réflecteurs*. — Dans la thèse inaugurale du docteur Fauvel (p. 35), on trouve un résumé des principales considérations pratiques que nous avons signalées sur l'éclairage du laryngoscope par les réflecteurs concaves. M. Czermak, on se le rappelle, a adopté pour son réflecteur un genre de monture dont le manche de bois ou d'ivoire est placé entre les dents; cette monture est très-incommode. L'immobilité de l'appareil ne s'obtient en partie qu'à l'aide d'une contraction constante des deux mâchoires. L'écartement des dents et des lèvres permet à la salive de s'écouler le long du manche ou du menton de l'observateur; celui-ci ne peut ni parler au malade, ni l'interroger, ni le guider dans ses mouvements. Enfin, si un confrère ou toute autre personne intéressée désire faire l'examen du larynx, elle ne peut décemment mettre entre ses dents le manche qui a déjà servi à un autre.

Le réflecteur monté sur un bandeau frontal (1) sera toujours moins incommode; mais il ne saurait remplacer avec avantage la monture à lunettes du docteur Semeleder et de Stelwag.

_____

(1) Le cercle métallique qui sert à fixer autour de la tête le réflecteur est extrêmement désagréable par sa dureté, par la pression qu'il exerce sur le cuir chevelu.

Les réflecteurs présentent des inconvénients d'un autre genre pour la pratique.

Le trou central dont ils sont munis et qui doit être placé au-devant de l'œil du médecin gêne considérablement ce dernier dès le début de l'investigation. On voit très-mal la position et l'inclinaison à donner au laryngoscope, parce que le champ de la vision est très-restreint. On ne parvient à éclairer le fond de la bouche qu'après des tâtonnements plus ou moins répétés, plus ou moins longs. Enfin la vision au moyen d'un seul œil, de la position, de l'inclinaison à donner au laryngoscope et de l'image laryngienne, exige beaucoup de précautions, d'exercice et d'essais infructueux. Aussi n'avons-nous jamais été surpris de voir un des premiers chirurgiens de Paris renoncer à l'examen laryngoscopique au moyen des réflecteurs.

La mobilité permanente de la tête de l'observateur se transmet au réflecteur et de là à l'image focale de la flamme. Il en résulte un mouvement continuel de l'image focale, d'autant plus incommode, d'autant plus difficile à maîtriser, que le laryngoscope est situé à une plus grande distance de l'observateur et que l'image de la flamme est plus petite.

Cette mobilité inévitable des réflecteurs à monture frontale et à lunettes se joint malheureusement à une autre mobilité, celle de la tête du malade. On pourrait sans doute remédier à cette dernière en fixant sa tête, ou en maintenant sa langue au dehors. Quand on ne peut obtenir l'immobilité nécessaire, l'éclairage effectif du larynx reste subordonné à la conjonction du foyer du réflecteur et du laryngoscope, qui vont, pour ainsi dire, sans cesse à la rencontre l'un de l'autre.

Cette mobilité a été considérée par des esprits plus enclins au paradoxe qu'à la vérité scientifique et pratique comme une condition de succès et de supériorité. Nous comprenons que les personnes qui ont une grande habitude des réflecteurs puissent obtenir, d'une manière suffisante, la conjonction de l'image focale de la flamme et du miroir laryngien au fond de la bouche du patient, atténuer les autres défauts de ces instruments et même en tirer parti. Mais on ne peut se placer dans des conditions exceptionnelles quand il s'agit de vulgariser une méthode d'exploration aussi utile que la laryngoscopie.

Les défauts des réflecteurs ont été si bien reconnus dès le principe, que l'on a cherché de bonne heure à les faire disparaître.

Si la vision binoculaire de l'image laryngienne a permis d'éviter quelques-uns des inconvénients que nous venons de signaler, elle a laissé subsister ceux de la mobilité et de la petite étendue de l'image focale. M. Turck est un de ceux qui se sont le plus occupés de rendre le réflecteur immobile. En isolant le réflecteur au moyen d'une tige susceptible de s'allonger et de se fixer par son extrémité inférieure sur une table, une chaise, etc., il a supprimé le sérieux inconvénient de sa mobilité. Il a ainsi rendu à l'observateur la liberté de ses mouvements. « Le miroir concave, dit-il, reste fixe dans la position qu'on lui donne et laisse à la tête de l'expérimentateur l'entière liberté de ses mouvements, tandis que les autres appareils supportés par la tête sont moins fixes et moins commodes que les autres. »

Parmi les personnes qui examinent l'image laryngoscopique à travers le petit trou central du réflecteur, il en est qui ne peuvent distinguer nettement ses détails; elles sont gênées parce qu'elles ne savent bien voir qu'avec les deux yeux ; elles éprouvent un certain trouble dans la perception de l'image.

Lorsque le trou du réflecteur dépasse quelques millimètres, une petite ombre se produit dans la flamme focale. Cette tache centrale est d'autant plus apparente que l'image de la flamme se forme plus loin du foyer principal.

Les réflecteurs ne permettent pas à plusieurs personnes à la fois la vision de l'image du larynx. L'observateur est le seul qui ait cet avantage. Sa tête est un obstacle absolu à cause de son volume. Les assistants ne peuvent apercevoir le fond de la bouche du malade. Aussi les voit-on presque toujours se placer entre celui-ci et le réflecteur, et alors ils interceptent constamment l'éclairage du miroir laryngien.

Enfin l'emploi des réflecteurs exige une surveillance continuelle de la part de l'expérimentateur, à cause de la grande facilité avec laquelle ils se déplacent. On est obligé d'avoir une main libre pour les remettre en position à chaque instant.

Malgré ces nombreux défauts, on parvient, avec de l'exercice et un peu de bonne volonté, à bien manier ces instruments. Avec leur éclairage, on obtient une image du larynx très-visible et très-nette. Toutefois, il ne faut pas oublier que les difficultés dont leur emploi est entouré auraient laissé la laryngoscopie entre les mains d'un très-petit nombre de médecins et empêché sa vulgarisation.

3° *Par les lentilles.* — Frappé des nombreux inconvénients inhérents à l'emploi des réflecteurs, et désirant, avant tout, rendre l'exploration laryngoscopique accessible à tous, nous avons substitué à leur éclairage celui des lentilles. Les foyers des lentilles étant les mêmes que ceux des réflecteurs, rien ne s'opposait à ce que le laryngoscope fût éclairé directement par un foyer lenticulaire. La théorie a eu ici raison. L'expérience est venue bientôt après lui prêter son appui.

Il n'y avait dès lors qu'à déterminer la grandeur de la lentille, son foyer et son mode d'emploi le plus convenable. Nous avons dit comment nous étions arrivé à ces résultats.

Le maniement de la lentille avec les doigts était peu praticable. Un pied ou un support placé à une certaine distance de la source de lumière et muni de la lentille, tel a été le premier mode d'emploi et le plus simple. L'heureuse combinaison d'une glace avec la lentille à rendu ce mode insuffisant ; elle nous a obligé de trouver le mécanisme très-simple (porte-pharyngoscope) que nous connaissons.

L'emploi de la lentille et du porte-pharyngoscope se fait, avons-nous dit, de deux manières. Chacun de ces modes ou manières présente des avantages et des inconvénients qui lui sont propres.

Dans le premier mode, la lentille et la lampe sont situées entre le malade et le médecin. Celui-ci place la lampe au-devant de son épaule, éclaire le fond de la gorge, porte le laryngoscope au-devant de la luette et regarde l'image à droite ou à gauche de la lentille. Quoique le malade soit suffisamment éloigné, il est certain que cette position de la lampe est gênante. Mais il n'était pas possible de l'éviter. De prime abord, il semble que la lampe ainsi disposée soit susceptible d'être renversée. Il n'en est rien : le médecin n'a pas de mouvements brusques à exécuter. Le malade pusillanime porte ses mains, non sur la lampe ou sur la lentille, mais bien sur la main qui applique le laryngoscope. Il n'y a donc pas à craindre qu'il renverse la lampe comme on l'a avancé.

Cette position de la lampe ne laisserait pas, a-t-on dit, au médecin toute liberté pour pratiquer certaines opérations dans la gorge et le larynx des malades.

Cette observation peut être faite par ceux qui ne se sont pas donné la peine de mettre l'éclairage lenticulaire à l'épreuve. La communication que nous avons faite aux Académies des sciences et de médecine, les 26 et 27 octobre 1863, relativement à la section d'un polype de la région glottique avec un serre-nœud recourbé, prouve suffisamment le contraire (*Gazette des hôpitaux* du 3° novembre 1863). D'ailleurs, pour pratiquer ces opérations, il faut que le malade ait été souvent examiné au laryngoscope. Sa docilité est donc acquise d'avance.

D'un autre côté, la laryngoscopie, ne l'oublions pas, est une *méthode de diagnostic* bien plus qu'un *procédé opératoire*. Il n'est déjà pas si fréquent, si facile et surtout si nécessaire d'intervenir avec des instruments dans l'organe de la voix.

Il nous est arrivé plus d'une fois de porter, en nous aidant de l'éclairage lenticulaire, divers instruments dans le larynx ; nous ne nous sommes pas aperçu que nos mouvements fussent gênés par la lampe.

On a dit aussi que l'éclairage lenticulaire était moins intense que l'éclairage par les réflecteurs. Des expériences comparatives ont été faites à l'Hôtel-Dieu en 1862, à notre insu ; elles ont prouvé que cette assertion était toute gratuite.

Depuis son introduction dans la pratique, l'éclairage lenticulaire est en usage tous les jours dans les divers services des hôpitaux de Paris. Les médecins et les élèves ont été à même de reconnaître que, non-seulement il n'était pas plus faible, mais qu'il avait encore l'avantage d'être fixe et d'éclairer, au gré du médecin ou du malade, une grande étendue du fond de la bouche.

Cet éclairage (1ᵉʳ mode) permet difficilement d'observer l'image laryngoscopique suivant la direction des rayons incidents. Si le verre de la lampe n'empêche pas d'une manière absolue de la voir dans cette direction, il n'en constitue pas moins un obstacle réel.

Ce désavantage est heureusement illusoire. Il est parfaitement suppléé par la facilité avec laquelle se fait la vision de l'image de chaque côté de la lentille ou de la lampe.

En 1861, M. Czermak, n'ayant pas encore expérimenté l'éclairage lenticulaire, ne le croyait pas susceptible de devenir usuel. En 1862, il a reconnu que cet éclairage, plus que tout autre, était destiné à vulgariser la laryngoscopie.

« Le réflecteur néanmoins sera toujours, dit-il, *un* » *instrument de fine laryngoscopie !* »

Quand au second mode d'éclairage par les lentilles, il est en général moins intense que le premier. Mais cette intensité peut être augmentée, à son gré, en employant des lentilles plutôt grandes que petites. L'éclairage sera d'ailleurs suffisant, si la distance qui sépare la lentille du malade ne dépasse pas 70 centimètres, et si le foyer lenticulaire est plus grand que 7 centimètres.

Quel que soit le mode d'éclairage par les lentilles, le laryngoscope sera éclairé de préférence par l'un des foyers conjugués ou secondaires. Ce foyer est indiqué ordinairement par l'image de la flamme reproduite sur la main ou sur une feuille de papier.

Quand on éclaire le laryngoscope avec la lentille, il faut placer le fond de la bouche du malade au foyer qui représente le plus vivement la flamme de la lampe. La direction des rayons lenticulaires incidents fait avec le rayon visuel de l'expérimentateur un angle très-aigu, c'est-à-dire très-étroit. Le médecin ne doit pas trop s'écarter (*latéralement*) de la lampe, et celle-ci ne doit pas pourtant l'empêcher de voir le larynx avec ses deux yeux.

En terminant ces considérations pratiques sur l'éclairage lenticulaire, observons qu'il sera d'autant moins intense que, toutes choses égales d'ailleurs, les rayons réfractés par la lentille seront plus divergents. Les rayons convergents seront donc préférés.

### § 4. — Étude de l'image laryngoscopique.

1° *Renversement des organes par l'image*. — En décrivant la marche des rayons lumineux, nous avons vu que l'appareil de la voix se reproduisait dans le miroir laryngien en un *point symétrique*, et dans une *situation renversée* derrière le miroir. Ce renversement des organes est souvent une cause de méprises.

Les auteurs eux-mêmes, n'ayant pas toujours su s'en affranchir, n'ont pas peu contribué à jeter les commençants dans une incertitude fâcheuse.

Afin d'éviter toute confusion, nous ferons observer que l'image laryngoscopique peut être envisagée au point de vue du malade et au point de vue de l'observateur. Sous ces deux rapports, la situation respective des parties se présente à la vue dans un sens différent.

Il est de toute évidence que le larynx du malade est celui qu'il faut connaître et étudier. C'est à son larynx et non à celui de l'observateur que l'on destine et les traitements locaux et les instruments. Il est par conséquent nécessaire et de la plus grande importance de déterminer la position de chacune des parties de l'image par rapport à celles de l'appareil de la voix du malade. Sous ce point de vue, la loi optique, appliquée à l'image laryngienne, reste vraie. On peut donc prévoir que le renversement des organes se produit d'avant en arrière et de bas en haut ou réciproquement, mais non de gauche à droite, ni de droite à gauche.

Ainsi, l'angle antérieur de la glotte, situé en avant chez le malade, apparaît en arrière et en haut dans le miroir laryngien, tandis que le repli aryténo-épiglottique droit est toujours situé à la droite du malade dans l'image.

Si, comme cela se fait dans la pratique, nous portons notre pensée de l'image à l'organe de la voix, nous voyons que le réciproque est exact ; tout ce que nous voyons à la droite du malade dans l'image est réellement à droite dans son larynx, tandis que ce que nous apercevons en arrière ou en haut dans l'une est en avant et en bas dans l'autre.

Envisagée au point de vue de l'observateur, la situation respective des parties dans l'image est renversée de droite à gauche et de gauche à droite, mais non dans le sens antéro-postérieur. Ainsi, ce qui est à droite chez l'un se trouve à gauche chez l'autre, et réciproquement. Ce renversement rend l'étude de l'image plus complexe, plus difficile. Il permet de se rendre compte des descriptions contradictoires qui en ont été faites.

Quant à nous, nous avons toujours considéré l'image laryngoscopique au point de vue du malade.

2° *Illusion d'optique, asymétrie.* — L'illusion d'optique, ou asymétrie, est une déviation artificielle plus ou moins prononcée de l'image, par rapport au larynx qu'elle représente. Lorsque la surface réfléchissante du miroir laryngien placé au fond de la bouche est tournée vers sa droite, les rayons réfléchis se dirigent tous vers un seul côté. Le plan formé par les angles d'incidence et de réflexion coupe obliquement l'axe vertical du larynx ou de la glotte, et leur image est déviée du même côté, c'est-à-dire à droite.

Cette obliquité latérale existe au même degré dans toutes les autres parties de l'image laryngoscopique.

Elle nous montre le larynx dans une situation anormale comme si quelque tumeur produisait son déplacement. Cette illusion artificielle constitue une asymétrie dont l'inclinaison latérale du laryngoscope au devant du pharynx est la cause. En faisant l'application du miroir avec les deux mains, ou encore en l'inclinant alternativement d'un côté et de l'autre, cette asymétrie se forme à droite et à gauche et permet ainsi à l'observateur d'en reconnaître le point de départ.

Quand la déviation de l'image provient d'une affection du larynx ou des organes voisins, elle apparaît toujours du même côté, quelle que soit l'inclinaison latérale de la surface réfléchissante et quelle que soit la main qui tient le laryngoscope. Le médecin ne saurait donc se tromper sur l'origine de cette asymétrie persistante.

§ 5. — Éclairage des diverses parties de l'appareil<br>de la voix.

A. *Plan supérieur, ou région épiglottique.* — Les considérations pratiques auxquelles peut donner lieu l'étude de cette région se rapportent principalement à la conformation très-variée du bord de l'épiglotte, à l'éclairage de sa face externe et à celui de la base de la langue.

Le bord de l'épiglotte est la partie la plus accessible

à la lumière réfléchie par le miroir laryngien. Elle est
la plus facile à reconnaître dans l'image. C'est elle qui
se présente, en effet, la première à la vue, quelque défavorable que soit la position du miroir. Aussi a-t-on
pu en faire un jalon, un point de repère pour servir
de guide dans l'examen laryngoscopique.

La conformation du bord de l'épiglotte est très-
variable. On le voit apparaître sous forme d'une ligne
blanchâtre, transversale, à convexité ordinairement
régulière. Il existe assez souvent vers son milieu une
très-légère échancrure qui lui donne une apparence
bilobée.

Ce bord est plus ou moins comprimé latéralement.
Il forme alors une concavité plus ou moins prononcée,
tournée vers le pharynx. Cette concavité ou courbure
offre des degrés extrêmement variés.

Elle est tellement exagérée chez certains sujets que
le bord épiglottique représente une fraction plus ou
moins grande de l'orifice d'un conduit ouvert en arrière. Cette forme est tantôt normale, tantôt pathologique. Elle ressemble assez bien, suivant le degré de
son exagération, à une demi-circonférence, à un fer à
cheval, à un oméga. Dans cette dernière condition
surtout, elle constitue un obstacle sérieux pour l'éclairage de la cavité laryngienne.

La face externe de l'épiglotte est moins susceptible de variation que le bord de cet organe. Son
étendue varie cependant en longueur et en largeur.

Sa convexité est en rapport avec le degré de compression latérale de son bord libre. Sa coloration est en général rougeâtre ou rosée. Quelquefois on y aperçoit très-distinctement des capillaires veineux qui la parcourent d'avant en arrière. Le repli glosso-épiglottique divise cette face externe en deux moitiés égales; il est à peine visible chez quelques individus, très-développé au contraire chez d'autres. Quant à l'inclinaison de la face externe de l'épiglotte sur la cavité laryngienne, elle varie suivant le sujet. Lorsqu'elle est très-prononcée, elle rend très-difficile l'éclairage de la partie intérieure de cette cavité. Sur cette face externe s'arrêtent les aliments transformés en bol alimentaire par la mastication; c'est sur ce plancher incliné qu'ils attendent, comme nous l'avons démontré, le moment de la déglutition pharyngienne.

La base de la langue présente, de son côté, des différences assez grandes en largeur et en hauteur. Plus ou moins rapprochée du bord de l'épiglotte, elle recouvre une partie plus ou moins grande de sa face externe. Ses follicules et son sillon médian sont tantôt très-développés, tantôt à peine visibles.

La région épiglottique est très-facile à éclairer. Il suffit, en effet, de placer le miroir laryngien au-dessous du palais ou de la base du voile palatin. En faisant ensuite quelques inspirations on aperçoit toute la face externe de l'épiglotte et parfois même la face postérieure dés cartilages aryténoïdes. C'est ainsi que procédaient Babington et autres.

Cette position du miroir ne permet pas d'éclairer l'intérieur de la cavité du larynx. On ne peut même voir qu'accidentellement les diverses parties de la région supérieure de l'appareil vocal.

Lorsque le laryngoscope est porté au fond de la bouche dans une inclinaison de 45 à 50 degrés, c'est au moment où l'on cherche à refouler le voile du palais que les rayons réfléchis tombent sur la surface externe de l'épiglotte et l'éclairent. A mesure que le miroir laryngien avance dans le pharynx, les rayons réfléchis avancent également, dépassent l'épiglotte et pénètrent au delà dans la cavité pharyngo-laryngienne.

Le moment le plus favorable pour découvrir le plan supérieur du larynx est donc celui où l'observateur commence à soulever le voile du palais avec l'instrument. Placé alors directement au-dessus de ce plan, le miroir l'éclaire de manière à en réfléchir complétement l'image.

On ne peut toutefois obtenir pendant l'état de repos l'image complète des diverses parties de la région épiglottique. La base de la langue forme une saillie plus ou moins prononcée et en cache les parties profondes. Le bord de l'épiglotte, lorsqu'il est fortement renversé en avant, empêche aussi en partie les rayons réfléchis d'arriver sur la face externe de ce cartilage,

et le laryngoscope donne seulement l'image des parties situées sur les côtés de cet organe.

Cette disposition défavorable de la région épiglottique à l'état de repos peut être heureusement changée
par le médecin ou par le malade lui-même. Le moyen
le plus simple d'opérer ce changement est celui que
nous avons indiqué. On engage le malade à sortir sa
langue au dehors et à la fixer en saisissant sa pointe
entre le pouce et l'index recouverts d'un linge fin. La
base de l'organe est ainsi éloignée du bord de l'épiglotte; la région supérieure du larynx est soulevée,
mise à nu et éclairée dans toute son étendue.

Si le malade est docile, on peut laisser sa langue à
sa place naturelle. On obtient alors le même résultat
en lui faisant exécuter le mouvement horizontal en
avant de la mâchoire inférieure que nous avons
maintes fois signalé.

Il est enfin des sujets chez lesquels on ne voit la
région épiglottique qu'en ayant recours à des moyens
capables de soulever le larynx, comme l'émission des
voyelles, le chant, le rire, la toux, le refoulement du
larynx avec la main gauche placée au-devant du cou.

Quant à la base de la langue, son éclairage exige
une inclinaison moindre du laryngoscope au-devant
du voile du palais.

La surface réfléchissante du miroir sera redressée
de manière que les rayons incidents et les rayons
réfléchis fassent entre eux un angle aigu. Les rayons

réfléchis doivent se diriger sur cette base d'*arrière en avant* et de haut en bas.

B. *Plan moyen, ou région vestibulaire.* — Cette région est celle qui, d'une manière générale, présente le moins de difficulté à l'éclairage. Le degré d'inclinaison de l'épiglotte, la conformation particulière de son bord libre sont assez fréquemment pourtant des obstacles qui rendent impossible l'éclairage de la partie antérieure ou profonde du vestibule. La face antérieure de cette cavité, constituée par la face laryngée de l'épiglotte, est l'une des parties le moins accessibles aux rayons réfléchis. Sa direction oblique de haut en bas et d'arrière en avant, ses diverses courbures exigent une grande habitude dans le maniement du laryngoscope.

L'inclinaison de la face laryngée de l'épiglotte sur l'axe vertical du larynx est comprise entre 40 et 75 degrés à sa partie ou convexité inférieure, entre 60 et 90 degrés à sa partie supérieure. Il résulte de cette disposition que les parties situées au-dessous de la convexité inférieure de l'épiglotte sont très-difficiles à éclairer. Lorsque ce cartilage est fortement incliné, le prolongement de cette inclinaison vers le pharynx rencontre celui-ci en un point situé au-dessous de l'isthme du gosier et même de la luette. Le miroir, placé au-devant du voile du palais refoulé, renvoie les rayons lumineux dans une direction parallèle à cette inclinaison et la face laryngée du vestibule n'est pas éclairée. Sa surface réfléchissante doit être portée par conséquent le plus bas possible dans l'arrière-gorge et relevée ensuite vers la paroi postérieure du pharynx.

On facilitera cet éclairage en recommandant au malade de renverser sa tête en arrière, d'émettre des sons aigus ; en le faisant rire ou tousser, en repoussant même légèrement ou avec douceur son larynx d'avant en arrière.

Dans ces circonstances, l'épiglotte se redresse et devient plus accessible à la vue. Les laryngoscopes rectangulaires et elliptiques peuvent trouver ici un emploi utile. Malgré toutes ces précautions, il faut s'attendre quelquefois à ne rien obtenir de satisfaisant.

La face interne du repli aryténo-épiglottique se voit assez bien, dès que la lumière pénètre dans le vestibule. Quand on veut l'examiner d'une manière plus complète, on prend le cartilage thyroïde entre le pouce et l'index, et l'on imprime au larynx des déplacements de droite à gauche ou de gauche à droite. On obtient le même effet en inclinant le miroir de côté ; les rayons réfléchis tombent alors sur la face interne des replis.

Les tubercules de Santorini, la face postérieure des cartilages aryténoïdes et cricoïde sont éclairés avec facilité. Les rayons incidents qui tombent horizontalement ou obliquement de haut en bas sur le laryngoscope sont renvoyés directement sur la muqueuse

qui revêt ces cartilages. Aussi cette face postérieure
du larynx et le bord de l'épiglotte sont-ils les parties
que l'on aperçoit presque toujours, quand même
l'examen ne durerait que peu d'instants.

Il n'en est pas ainsi des parties situées en dehors et
sur les côtés du vestibule, c'est-à-dire des moitiés
antérieures des gouttières latérales. Les cavités qui les
représentent, espèces d'infundibula quelquefois très-
profonds, ne sont guère accessibles à la lumière pendant la respiration tranquille. Leur paroi interne (paroi
externe du vestibule) est dans un état de relâchement,
et presque en contact avec sa paroi thyroïdienne ou
externe. D'un autre côté, ces cavités sont situées en
dehors et à une certaine distance du plan médian du
corps ou du larynx. Leur éclairage, dans de semblables
conditions, perdrait beaucoup de son utilité. On peut
heureusement les changer à l'aide de moyens artificiels connus déjà de nos lecteurs. Tels sont le chant,
la toux, le rire, tous les mouvements physiologiques
enfin qui ont pour but de placer le vestibule laryngien
dans un état de tension plus ou moins manifeste ; ses
parois latérales agrandissent, en se rapprochant, les
deux infundibula, et la lumière pénètre sans difficulté
dans le fond de ces cavités. Si le miroir laryngien est
assez grand, on peut en même temps éclairer l'intérieur du larynx.

Malgré les dimensions du miroir, on est souvent
obligé d'imprimer à l'instrument une légère incli-

7

naison latérale, ou de faire exécuter un léger mouvement de rotation à la tête du malade.

Ces considérations pratiques ne doivent pas être
négligées, si l'on veut se rendre un compte exact de
la profondeur, des dimensions et des lésions pathologiques de ces cavités. .

C. *Plan inférieur ou région glottique*. — Au point
de vue physiologique et pathologique, cette région est
la plus importante à connaître ; elle est aussi la moins
accessible aux rayons lumineux à cause de sa situation
profonde.

Au point de vue de l'éclairage, la glotte pourrait
être divisée en deux portions ou moitiés, l'une postérieure et l'autre antérieure. La moitié postérieure de
la glotte ne présente que peu d'obstacles à l'accès des
rayons réfléchis; il en est tout autrement de la moitié
antérieure. Celle-ci est cachée sous l'épiglotte ; celle-
là, au contraire, est à découvert et située sur le prolongement des rayons réfléchis verticalement dans le
larynx.

Ces conditions expliquent les obstacles réels que
les diverses conformations de l'épiglotte, ses degrés
d'inclinaison indiqués ordinairement par la saillie plus
ou moins prononcée de la pomme d'Adam, opposent
à l'éclairage de la moitié antérieure de la glotte.

Les perfectionnements apportés aux instruments
d'éclairage, les moyens physiologiques ou artificiels
auxquels l'expérience et la pratique ont fait appel ne

permettent pas toujours de triompher de ces obstacles. L'insertion antérieure des cordes vocales échappe encore de temps en temps à l'observation.

« Quelque adresse que l'on mette à disposer les » organes, et, en supposant le succès le plus complet, » écrivait M. Garcia en 1855, le tiers antérieur de la » glotte au moins reste masqué par l'épiglotte. »

M. Turck paraît être le premier qui soit parvenu à éclairer et à voir l'angle antérieur de la glotte. « Pour » obtenir ce résultat, il faut, dit-il, pousser le miroir plus » en arrière et en même temps lui faire prendre une » position qui se rapproche davantage de la verticale. »

Le ligament thyro-épiglottique et les cordes vocales inférieures forment, par leur insertion sur le cartilage thyroïde, un angle plus ou moins aigu, ouvert en arrière et désigné par nous sous le nom d'angle *glotto-épiglottique*. Cet angle varie de 40 à 75 degrés. « On » comprend très-bien, disions-nous dans notre Cours, » que les rayons lumineux ne puissent éclairer l'inté— » rieur de cet angle qu'à la condition de passer au » dessous de l'épiglotte, c'est-à-dire du ligament thyro— » épiglottique. »

Ce résultat s'obtient assez bien, en portant le laryngoscope très-profondément dans le pharynx et en lui donnant une inclinaison qui se rapproche de la verticale, comme le dit avec raison M. Turck.

Dans quelques circonstances, on ne peut porter le miroir laryngien assez bas dans le pharynx à cause du volume de la langue, de l'étroitesse de l'isthme du gosier, ou de l'extrême irritabilité de ces organes, à cause surtout du défaut d'éducation laryngoscopique. L'émission des voyelles sur un ton aigu, la toux, le rire, le mouvement horizontal en avant de la mâchoire inférieure, seront d'excellents moyens pour découvrir et l'angle antérieur de la glotte et la face laryngée de l'épiglotte. Leur but, on le sait, est de porter le larynx en haut au devant des rayons réfléchis et d'agrandir l'angle glotto-épiglottique en redressant l'épiglotte. On peut encore éclairer et voir d'nne manière parfaite l'angle antérieur de la glotte, en faisant subir à la tête un mouvement de flexion et en dirigeant les rayons incidents de bas en haut sur le laryngoscope. Cette flexion est souvent un des meilleurs moyens pour montrer cet angle aux malades et aux élèves qui désirent les découvrir sur eux-mêmes.

Les deux orifices des ventricules de Morgagni sont représentés, comme nous l'avons vu, par une ligne obscure, étroite, indice de la place qu'ils occupent. Leur situation au-dessous des replis sus-glottiques est entièrement défavorable à l'observation. Leur diamètre vertical est quelquefois assez étendu pour permettre à la lumière d'éclairer leur entrée. Cet éclairage, que l'on peut faciliter en imprimant au larynx un déplacement latéral, est de toute manière insignifiant.

La face interne des cartilages aryténoïdes est, au contraire, beaucoup plus accessible à la vue, malgré sa direction verticale. Il faut l'éclairer pendant la respiration et faciliter son examen en imprimant au larynx un léger mouvement de latéralité, mouvement qui fait tourner cette face vers les rayons lumineux.

L'apophyse antérieure des cartilages aryténoïdes est parfois très-développée ; elle simule une sorte de petit os *sésamoïde*, oblong, très-visible sous la muqueuse qui revêt le bord libre de la corde vocale inférieure. Placée à l'extrémité postérieure de cette corde, elle forme alors en ce point une petite dépression ou concavité qui correspond à celle du côté opposé. Il faut être prévenu de cette disposition, qui, au premier abord, peut faire croire à une lésion de la corde vocale.

Lorsque cette apophyse se continue avec le cartilage, elle est représentée assez souvent par un petit triangle dont le sommet pénètre dans l'épaisseur même de la corde vocale. On aperçoit alors sur la face interne du cartilage aryténoïde une dépression triangulaire plus apparente pendant l'inspiration que pendant l'expiration ; on ne la constate plus dès que le contact des cordes vocales a lieu. Cette disposition dépend de la manière dont l'extrémité postérieure de la corde vocale s'insère à l'apophyse.

Enfin la trachée-artère, située plus profondément encore que la glotte, est visible dans une grande partie de sa longueur.

Pendant que l'inspiration s'exécute largement, la lumière tombe plus particulièrement sur la face antérieure de ce conduit et éclaire sa partie supérieure. Si l'écartement des cordes vocales est considérable, si la trachée a elle-même un diamètre assez étendu, la lumière peut arriver plus loin et pénétrer jusqu'à la bifurcation. M. Czermak serait parvenu le premier à montrer cette bifurcation sur lui-même, au docteur Elfinger. Nous l'avons plusieurs fois aperçue chez l'un de nos malades. Des conditions favorables, peu communes, sont indispensables pour obtenir ce résultat.

Les parois latérales du conduit aérien et sa paroi postérieure exigent, pour leur éclairage, des déplacements latéraux de la trachée, beaucoup de docilité, une grande habitude du laryngoscope, etc. L'utilité pratique très-contestable de l'examen de la partie inférieure de la trachée ne nous permet pas de nous arrêter plus longtemps sur ce sujet.

## § 6. — De l'observateur.

Nous avons dit que l'inexpérience et l'absence de calme de la part du médecin étaient en grande partie la cause de ses insuccès en laryngoscopie. Un moyen nouveau d'investigation exigeant une étude manuelle assez longue ne pouvait être accepté sans résistance, sans contrôle. Ce moyen avait aussi à lutter contre la

froide réserve des hommes consciencieux, contre l'an-
tipathie systématique de quelques-uns, contre l'indif-
férence enfin si naturelle au plus grand nombre.

Malgré les nombreuses preuves de son incontestable utilité, la plupart des médecins, témoins d'essais infructueux, renonçaient à son application ou
se laissaient décourager après quelques tentatives
inutiles.

Ils semblaient ainsi justifier M. Czermak qui écrivait en 1860 : « L'abandon de ce nouveau mode de
diagnostic était dû principalement à l'inexpérience et
à la *maladresse* de l'observateur. »

Ce jugement pouvait être vrai en 1860. Il ne saurait
l'être aujourd'hui, en présence des modifications appor-
tées dans les instruments et des perfectionnements
introduits dans la méthode laryngoscopique. La maladresse de l'observateur est loin d'avoir l'importance
que lui accorde notre confrère de Pesth. Nous voyons
tous les jours des élèves acquérir rapidement l'habileté
nécessaire à l'application du miroir laryngien. Les
causes de l'inexpérience du médecin ont été très-bien
résumées dans les lignes suivantes par M. Czermak :
« L'introduction du miroir avec facilité et assurance,
» par conséquent sans excitation notable de l'arrière-
» bouche ; la prompte détermination de l'exacte position
» du miroir à l'endroit le plus propice et le moins
» sensible ; l'habitude de s'orienter avec des images
» réfléchies, surtout lorsqu'il s'agit de régions peu

» connues et de parties mobiles; les indications à
» donner à la personne examinée pour exécuter les
» mouvements et prendre l'attitude nécessaire à la
» disposition la plus favorable des parties buccales et
» pharyngiennes; enfin, la régularisation de l'éclairage
» et de la direction visuelle; toutes ces circonstances
» exigent un degré d'exercice et de dextérité que l'on
» ne peut atteindre que par une grande persévérance,
» jointe à certaines notions préliminaires et à une
» certaine adresse naturelle.

» Bien d'autres méthodes d'exploration, ajoute l'au-
» teur, offrent cependant au commencement les
» mêmes difficultés, ce qui ne diminue en rien leur
» valeur. »

Ces remarques sont loin d'être applicables à tous
les observateurs. Nous ne saurions trop nous élever
ici contre ce parti pris de discréditer une méthode
aussi utile et aussi laborieusement établie. On la
repousse bon gré mal gré; on fait des simulacres d'examen qui fatiguent les malades et les font renoncer à
leur dernier espoir de salut; enfin, en voulant sauve-
garder un amour-propre exagéré, on compromet la
dignité et la vérité scientifiques. Nous déplorons ces
faiblesses humaines, mais nous les blâmons au nom
de la science et de l'humanité.

Il est donc bien démontré que l'insuccès du médecin vient principalement de son manque d'habitude
dans l'application du miroir laryngien. Nous devons

surtout engager nos confrères à s'exercer au maniement de ce miroir sur eux-mêmes, plutôt que sur
leurs malades. Ils peuvent se livrer à cet exercice à
tout instant à l'aide de l'autolaryngoscopie. Ils auront
ainsi une connaissance exacte des diverses parties qui
composent l'appareil de la voix sur le vivant, et ils
s'orienteront facilement, plus tard, sur leurs malades.

Ceux qui veulent apprendre la méthode laryngoscopique sans arrière-pensée doivent être prévenus, que
le larynx sur le vivant et le larynx sur le cadavre sont
deux organes essentiellement différents, quoique constitués anatomiquement d'une manière identique. Cette
différence peut échapper tout d'abord à l'observateur
superficiel ; mais elle deviendra pour lui d'une vérité
frappante lorsqu'il aura à retrouver après la mort les
lésions qu'il aura constatées pendant la vie. Il sera
très-surpris, par exemple, de ne plus apercevoir
quelques-unes des modifications pathologiques qu'il
avait reconnues dans diverses parties de l'appareil de
la voix. Nous répéterons ici ce que nous avons dit déjà
depuis longtemps : « *Il ne suffit pas de connaître
l'anatomie du larynx après la mort, il faut posséder
encore l'anatomie et la physiologie de cet organe pendant la vie.* »

Cette vérité, d'ailleurs, s'applique non-seulement
au larynx, mais encore à tout le corps humain.

Parmi les autres considérations relatives au médecin, il en est qui ne sauraient trouver place ici. A cet égard, la pratique seule lui viendra en aide. Beaucoup d'entre elles se trouvent également comprises dans tout ce qui précède. Quelques-unes, enfin, seront seulement rappelées très-brièvement.

L'observateur, par exemple, doit exercer une surveillance continuelle sur son malade. Il l'engage, pendant toute la durée de l'examen, à respirer naturellement et régulièrement; à exécuter, au moment opportun, une ou plusieurs inspirations profondes, brusques ou saccadées; à prononcer certaines voyelles sur un ton aigu ou grave; à imprimer à sa tête des mouvements de rotation, d'inclinaison, d'élévation ou de flexion, etc.

Celui qui procède à un examen laryngoscopique doit disposer ses yeux de telle sorte, que son rayon visuel plonge directement dans le fond de la bouche de son malade et rencontre presque perpendiculairement la paroi postérieure du pharynx. La lampe qui sert à l'éclairage ne sera ni trop petite, ni trop grande; sa flamme ne donnera pas une lumière trop faible, ni trop abondante. Le verre de la lampe n'aura pas de coude à sa base; il sera uni ou conique (*verre omnibus*). Les verres à coude produisent dans l'image de la flamme une ombre transversale qui nuit à l'éclairage du larynx. Une moitié du verre pourra être noircie, colorée en vert, en bleu, ou dépolie suivant sa longueur, afin que la vue de l'observateur ne soit pas offusquée par la flamme. Un réflecteur de papier, de carton, atteindra, du reste, le même but.

En temps de pluie, comme en hiver, les réflecteurs et les lentilles sont souvent recouverts d'une couche d'humidité ou de vapeur; il faudra les essuyer, les chauffer même avant de s'en servir.

# CHAPITRE VIII



L'autolaryngoscopie, comme son nom l'indique, est cette partie de la méthode laryngoscopique qui consiste à observer soi-même son larynx à l'aide du miroir laryngien.

Nous avons dit que pour éviter des tentatives inutiles, pour surmonter la plupart des difficultés inhérentes aux premières applications du miroir laryngien, le médecin devait commencer par l'appliquer sur lui-même. C'est, en effet, le meilleur moyen d'apprendre le maniement de ce miroir, d'acquérir l'assurance et la dextérité si nécessaires pour l'examen des malades.

Les instruments décrits jusqu'à présent ne permettent l'application du laryngoscope sur soi-même qu'en ayant recours à des procédés peu commodes ou compliqués.

En 1854, M. Garcia avait pratiqué l'autolaryngoscopie à l'aide de la lumière du soleil. Il recevait les rayons solaires sur un premier miroir; celui-ci les renvoyait, nous l'avons dit, sur un second miroir placé au fond de la bouche, et ce dernier les réfléchissait à son tour vers son larynx. L'image formée par le second miroir se reproduisait dans le premier, et M. Garcia avait devant ses yeux son larynx si impatiemment attendu. Il est parvenu ainsi, non sans peine, à étudier les fonctions des cordes vocales.

Une glace, munie d'un trou de 40 à 50 millimètres, à travers lequel on fait passer la lumière du soleil réfléchie, permet plus facilement ce genre d'observation. Les avantages et les inconvénients de l'éclairage solaire sur soi-même se retrouvent ici tels que nous les avons signalés pour l'examen des malades. Nous renverrons le lecteur à ce que nous en avons dit.

### § 1er. — **Appareil autolaryngoscopique du docteur Czermak.**

La lumière artificielle a permis à M. Czermak de prendre des dispositions différentes pour l'examen de soi-même. L'emploi du laryngoscope s'est répandu depuis lors, et des résistances d'autant plus opiniâtres qu'elles étaient fondées ont cédé.

L'autolaryngoscope de M. Czermak est un appareil d'éclairage composé d'un réflecteur concave au-devant duquel est disposé, sur la même hauteur et à une certaine distance, un miroir rectangulaire. L'un et l'autre sont fixés séparément sur une tige droite; celle-ci monte et descend à volonté dans un tube métallique qui sert de support ou de pied.

Le support du réflecteur et celui du miroir sont

reliés entre eux par une barre horizontale. Sur cette barre, on fait glisser le support du miroir pour le rapprocher ou l'éloigner de celui du réflecteur.

Une vis latérale, placée à l'extrémité supérieure de chaque pied, permet de fixer à une hauteur déterminée

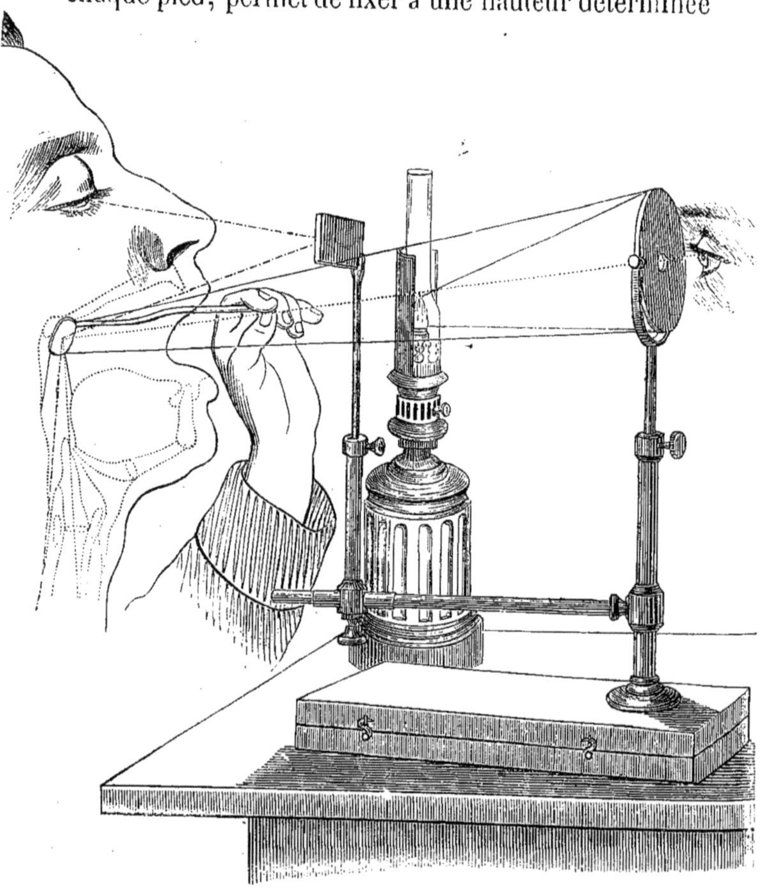

Fig. 12. — Appareil d'éclairage, ou autolaryngoscope de M. Czermak.

le réflecteur ainsi que le miroir rectangulaire. Toutes les parties de cet appareil sont renfermées dans une grande boîte sur laquelle on les monte à l'aide d'un écrou ou virole (voy. fig. 12).

*Mode d'emploi.* — Celui qui voudra s'examiner avec cet appareil disposera le réflecteur et le miroir rectangulaire devant lui, sur une même ligne droite et à la hauteur de son visage. Il placera la lampe à sa droite si sa main gauche tient le laryngoscope, à sa gauche si c'est la main droite. La lumière de la flamme de la lampe est ensuite concentrée par le réflecteur dans le fond de sa bouche. Le miroir rectangulaire est disposé au-devant de ses yeux dans une inclinaison déterminée ; ce miroir doit, sans interrompre les rayons lumineux concentrés, permettre la vision de l'image de la bouche éclairée. L'observateur place alors le manche du laryngoscope entre le pouce d'une part, l'index et le médius de l'autre, comme un bistouri tenu en première position ; la paume de la main et le pouce sont tournés en bas.

Il chauffe enfin le miroir laryngien et il le place au-devant de la luette et du pharynx en suivant les règles que nous avons données.

L'éclairage de son larynx se fera d'autant plus vite et plus exactement qu'il possédera mieux la méthode et les considérations pratiques que nous avons exposées.

Dans ces derniers temps, on a prétendu simplifier

l'autolaryngoscopie en tenant avec l'une des deux
mains le miroir dans lequel on voit l'image laryngienne. Nous ne ferons que signaler cette simplification qui est plutôt dans les mots que dans la
chose.

Dans notre Cours de laryngoscopie nous avons fait
connaître quelques-uns des inconvénients de l'appareil autolaryngoscopique de M. Czermak. Nous n'y
reviendrons pas. Nous ne nous arrêterons pas davantage sur les modifications que nous avons fait subir à
cet instrument. Disons, toutefois, que ces inconvénients
et ces modifications ont été le point de départ d'un
autre appareil ou instrument autolaryngoscopique plus
simple, appelé par nous *pharyngoscope*, à cause de sa
destination première ou fondamentale.

### § 2. — **Pharyngoscope.**

Créé en décembre 1860, le pharyngoscope n'a été
présenté aux académies que les 29 et 30 avril 1861.
Il se compose de deux parties essentielles et d'une
troisième secondaire, savoir :

1° Un *miroir* à surfaces *planes, plane-concave* ou
*plane-convexe*. Sa forme, ordinairement elliptique, est
variable. Ses dimensions, comprises entre 9 et 20 centimètres, sont également illimitées. Ce miroir est tantôt
percé d'un trou de 4 à 7 centimètres sur un point de
sa surface, tantôt dépourvu seulement de tain ou d'ar-

genture à son extrémité inférieure ou sur tout autre point.

La monture de ce miroir (métal, bois, ivoire, etc.) présente une forme et des dimensions appropriées.

2° Une *lentille biconvexe* ou *plan-convexe* (1), d'un foyer variable, ordinairement compris entre 7 et

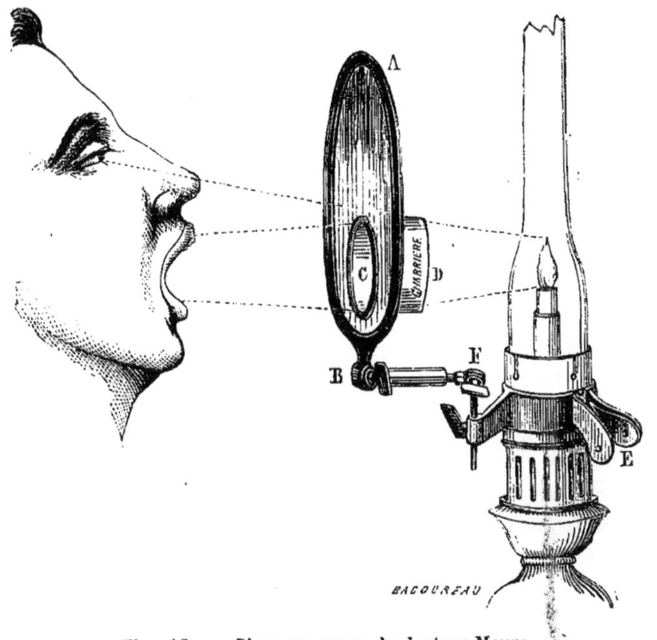


Fig. 13. — Pharyngoscope du docteur Moura.

A, miroir.
D, lentille.
C, surface non argentée donnant passage aux rayons lenticulaires.
E F, porte-pharyngoscope.

(1) Les lentilles *plan-convexes* coûtent plus que les lentilles *biconvexes*.

MOURA.                8

15 centimètres. Son diamètre, de 40 à 70 centimètres, est également susceptible de variation. Cette lentille, pleine ou creuse, est fixée sur la monture, au miroir lui-même, ou sur une tige qui permet de l'isoler et de s'en servir sans le miroir.

La lentille projette les rayons lumineux de la flamme d'une lampe ou d'une bougie sur le visage, les dents, le fond de la bouche, le *pharynx* et par suite sur le laryngoscope. Le miroir de l'instrument réfléchit de son côté l'image des parties éclairées.

3° Un pied de bois, de métal ou mieux notre *porte-loupe* ou *porte-pharyngoscope*, déjà décrit.

On voit par cette description et les figures ci-jointes, que notre pharyngoscope est constitué par la réunion

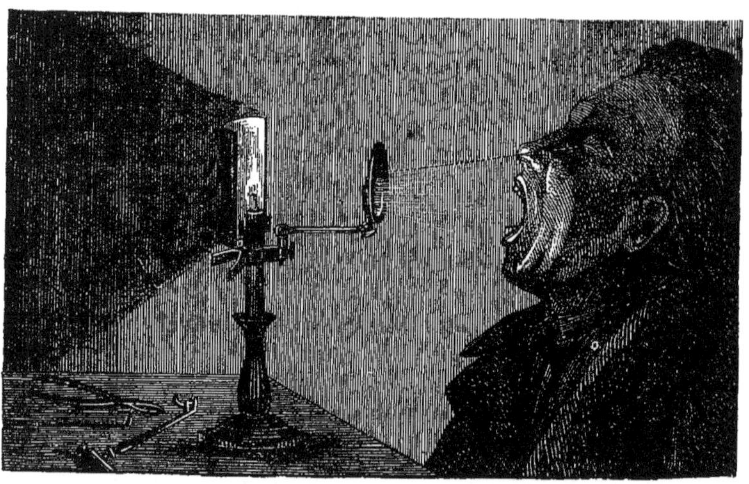

Fig. 14. — Pharyngoscope à bougie.

du miroir perforé, substitué au miroir rectangulaire de l'autolaryngoscope de Czermak, et de la lentille

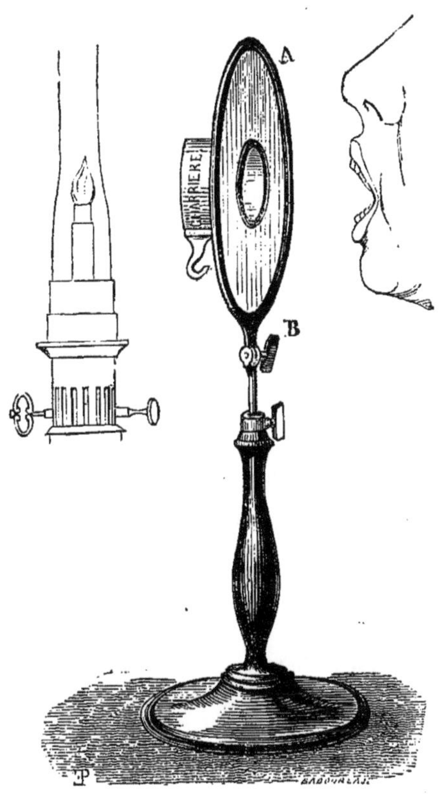


Fig. 15. — Pharyngoscope à pied.

substituée au réflecteur concave pour l'éclairage du laryngoscope.

Notre instrument n'a donc aucune ressemblance avec celui du professeur de Pesth, et il remplit cepen-

dant mieux le même but. « Il diffère en tous points,
» comme le dit avec raison M. Fauvel, de l'auto-
» laryngoscope de Czermak; ce qui ne contribue pas
» peu au mérite de son invention. Dans un seul et
» même instrument, ajoute-t-il, M. Moura a su réunir
» tous les éléments propres à l'éclairage artificiel et
» solaire, ainsi qu'à la vulgarisation d'un moyen d'in-
» vestigation des plus utiles pour le médecin. »

Dans un travail intitulé : *Laryngoscopie* et récem-
ment publié par M. le docteur Favrot, notre confrère
résume ainsi son appréciation sur notre instrument :
« Le pharyngoscope du docteur Moura est portatif,
» d'une composition et d'un maniement des plus sim-
» ples, à la portée de tout le monde. Suivant les
» dimensions de sa lentille, il est susceptible d'appli-
» cations diverses... Pour nous, cet instrument réalise
» perfectionnement et progrès. »

### Modes d'emploi du pharyngoscope.


La manière de se servir de notre pharyngoscope
varie suivant que l'on emploie la lumière solaire ou
la lumière artificielle, suivant que l'examen se fait
sur soi-même ou sur un malade.

*Pha-laryngoscopie solaire.* — Quand on veut s'examiner soi-même avec cet instrument et la lumière
solaire, on peut s'y prendre de deux manières.

*Premier procédé.* — Le miroir pharyngoscopique AB est fixé sur la lampe (fig. 13), sur un pied (fig. 15) ou même sur une petite table un peu élevée (voy. fig. 4 et 16). A l'exemple de M. Garcia, on tourne le dos

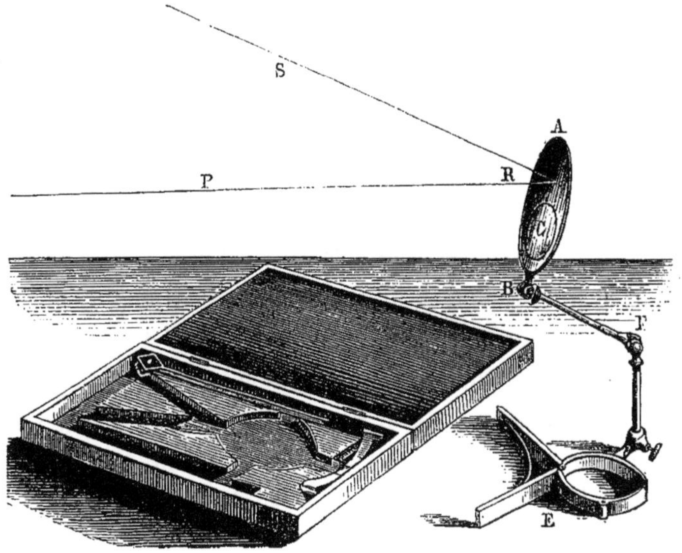

Fig. 16. — SR, rayon solaire ; RP, rayon réfléchi.

au soleil. Le miroir AB, convenablement incliné, reçoit un faisceau de ses rayons et les réfléchit vers le fond de la bouche de haut en bas, suivant une ligne à peu près horizontale.

Le laryngoscope préalablement chauffé est porté au-devant de la luette, appuyé contre la paroi posté-rieure du pharynx et incliné vers l'organe de la voix.

L'image du larynx formée par le laryngoscope est reproduite par le miroir AB, sur lequel l'observateur a les yeux fixés (1).

Ce procédé exige beaucoup de tâtonnements et d'essais pour trouver l'inclinaison nécessaire du miroir AB et la hauteur à laquelle il faut l'élever. Tant que ces deux conditions ne sont pas bien déterminées, on est presque toujours ébloui par la réflexion du soleil. Avec de la patience et de l'habitude, on arrive cependant très-bien à voir et à étudier ainsi son larynx.

Il n'en est pas de même pour l'éclairage et l'examen des malades. Cet éclairage est le même que celui décrit à la page 19, et toutes les remarques que nous avons faites à ce sujet lui sont applicables.

L'avantage réel de notre pharyngoscope dans cette circonstance, consiste donc à mettre à la disposition du médecin un miroir et un mécanisme très-simple qui lui permettent de se servir de la lumière solaire sans difficulté.

*Second procédé.* — Dans ce procédé, les rayons solaires ne sont plus réfléchis par le miroir pharyngoscopique, mais bien par un petit miroir de toilette, par un morceau de glace, de verre, de marbre, enfin par une surface brillante et polie.

L'appareil réflecteur du microscope solaire peut ici

(1) Un miroir de toilette ou tout autre miroir tenu avec la main peut remplacer notre miroir pharyngoscopique.

remplir avec avantage le même but. On fait passer les rayons réfléchis à travers la surface C non argentée du miroir AB; on donne à ce miroir une direction verticale ou légèrement oblique de haut en bas et d'arrière en avant. L'image de la bouche éclairée apparaît alors dans la partie AC. On porte ensuite dans le fond de sa gorge le miroir destiné à réfléchir l'image de son larynx. Ce procédé exige que la lentille D soit séparée du miroir AB; sa présence serait un obstacle au passage direct des rayons solaires; elle concentrerait d'ailleurs ces rayons sur le visage.

*Pha-laryngoscopie artificielle.*—Nous avons vu que notre pharyngoscope était principalement destiné à l'éclairage artificiel du pharynx et du laryngoscope, sur soi-même et sur autrui. Nous nous occuperons ici de l'application de cet instrument à l'autolaryngo-scopie.

*Mode d'emploi.* — Les trois règles suivantes serviront à indiquer la manière de se servir du pharyngo-scope et faciliteront son application mieux que toutes les explications.

1° *Disposition qu'il faut donner à l'instrument.* — Prenez une lampe allumée ou toute autre lumière; placez-la devant vous à la hauteur de votre bouche ou un peu plus haut. Entre la flamme et vous, disposez le *pharyngoscope* comme l'indiquent les figures. Donnez au miroir AB une direction à peu près verticale et mettez la lentille à 8 ou 10 centimètres de la flamme.

2° *Position que doit prendre celui qui s'examine.* — Placez votre bouche à 10 ou 15 centimètres du point C et ouvrez-la le plus que cela vous est possible. Renversez votre tête légèrement en arrière et fixez ensuite vos yeux sur la partie du miroir située immédiatement au-dessus de l'ouverture C; c'est là que vous apercevrez l'image de votre bouche vivement éclairée.

3° *Manière de respirer.* — Laissez votre langue à sa place naturelle, c'est-à-dire derrière les dents, comme si elle était immobile ou attachée à la mâchoire inférieure. Respirez librement, sans effort, sans contrainte. De temps en temps, faites une grande inspiration comme si vous éprouviez le besoin de bâiller, de pousser un soupir.

La dernière de ces trois règles est très-importante. Il est rare de trouver des personnes qui sachent ouvrir largement leur bouche et soulever le voile du palais en respirant. Ce n'est pourtant qu'une affaire d'habitude. Pas n'est besoin pour cela d'abaisse-langue, pince-langue, etc. Ceux qui, suivant l'expression vulgaire, auraient la langue épaisse, peuvent l'abaisser avec une cuiller ou tout autre instrument approprié.

Mieux vaut, en général, s'habituer à abaisser sa langue, soulever le voile du palais, découvrir et éclairer le fond de sa gorge, sans avoir recours à ces expédients. Quand on est ainsi parvenu à éclairer le pharynx, on porte le laryngoscope au-devant de la luette et l'on dirige vers le larynx les rayons lumineux.

Nous ferons ici quelques observations importantes qui nous permettront de répondre, une fois pour toutes, à des objections et à des doutes plus sincères que raisonnés ou systématiques. Elles rendront d'ailleurs plus facile la vision de la face laryngée de l'épiglotte et de la commissure antérieure des cordes vocales dans le miroir pharyngoscopique AB.

La personne qui regarde dans le miroir AB l'image de sa bouche éclairée, porte naturellement ses yeux sur le milieu de la surface AC du miroir. L'expérience et l'habitude indiquent, en effet, que ce milieu répond au centre du champ de la vue. Les parties éclairées y sont observées d'une manière parfaite.

Cette place de l'image, très-bonne pour l'examen des dents, des gencives, de la langue, de toute la bouche et du pharynx, permet difficilement d'apercevoir dans le laryngoscope les insertions thyroïdiennes des cordes vocales. Cela tient à ce que l'image laryngienne est réfléchie suivant une direction parallèle à celle des rayons incidents. Au lieu de se former sur le trajet même de ces rayons, à une petite distance du point C, derrière le miroir AB, elle apparaît au-dessus de ce trajet à une hauteur variable. Les deux images, celle du laryngoscope et celle du miroir pharyngoscopique, doivent être situées sur la ligne horizontale tirée de l'une à l'autre, et ne former pour ainsi dire qu'une seule et même image. En s'éloignant, au contraire, de cette ligne, elles se présentent à la vue en un point différent et sous des inclinaisons différentes. Cela explique pourquoi les personnes placées derrière le miroir pharyngoscopique AB, voient directement dans le laryngoscope la partie antérieure de la glotte, tandis que l'observateur ne peut l'apercevoir dans le miroir AB.

Nous prévenons donc ceux qui font usage de notre instrument pour eux-mêmes, qu'ils *doivent donner au miroir AB une inclinaison telle, que l'image du larynx soit aperçue plus près du point C que du point A.*

Cette règle est vraie quelles que soient la direction et la source des rayons incidents qui éclairent le laryngoscope.

L'éclairage du larynx des malades à l'aide du pharyngoscope ne diffère pas de celui que nous avons fait connaître en nous occupant de l'éclairage lenticulaire. Le miroir pharyngoscopique joue ici un rôle trop important pour que nous le passions sous silence.

Quand on éclaire le miroir laryngien sur un malade avec notre instrument fixé sur une lampe, on observe d'abord de quelle manière il ouvre sa bouche, soulève son voile du palais et dirige la lumière lenticulaire dans le fond de sa gorge. Il faut, par des exercices répétés, lui apprendre, à l'aide du miroir AB, comment

il obtiendra un bon éclairage et une inspection complète de son gosier.

Le médecin constate en même temps l'état de sa
gorge et sa conformation. Il voit s'il y a lieu d'appliquer le laryngoscope le plus grand, et quel est le mode
d'introduction qu'il doit adopter. Il s'assure enfin du
degré de tolérance des organes et du plus ou moins
d'impressionnabilité du sujet. Il pourra s'éviter ainsi
des tentatives inutiles. Est-il nécessaire de dire comment la confiance que le malade avait perdue renaît et
se trouve fortifiée par des exercices qui n'offrent
aucun danger !

Nous ne saurions trop insister sur ce sujet cependant.
Il arrive assez souvent à nos confrères de détruire
non-seulement tout espoir chez le malade par une pré-
tendue impossibilité d'examen, mais de nier aussi ce
résultat quand, par hasard, ce dernier, voulant tenter
l'épreuve, revient plein de joie leur raconter ce dont
il a été témoin. Il nous serait facile de rapporter ici
des histoires d'un ridicule dont rien n'approche.
Qu'il nous suffise de recommander aux médecins
d'éviter ces écueils qui les déconsidèrent et les exposent
à formuler des jugements téméraires sur des hommes
sérieux et honnêtes.

*Utilité du pharyngoscope ; son importance.* — Notre
pharyngoscope, on le voit, est un instrument des plus
utiles. On peut maintenant comprendre combien il est
appelé à rendre de services. En concentrant la lumière

sur le pharynx, les amygdales, le voile du palais, etc., le médecin ainsi que le malade voient tout de suite dans quel état se trouvent ces organes.

En éclairant le miroir laryngien placé au fond de la gorge, le médecin voit directement l'image du larynx sur son malade, et celui-ci la voit de son côté, dans le miroir AB. Voici ce que nous disions en 1861 dans notre Cours, page 51 :

« Le premier des avantages du pharyngoscope est
» relatif aux affections graves de la gorge.

» Nous savons tous, en effet, combien sont dange-
» reuses quelques-unes d'entre elles. Avec quelle
» promptitude certaines angines, par exemple, n'em-
» portent-elles pas les personnes les mieux constituées
» pour vivre longtemps! Les malades croient avoir
» affaire à un mal de gorge simple, et il renferme le
» germe de la mort. Ce qui contribue surtout à ce
» résultat funeste, c'est l'ignorance, l'insouciance, et
» la fausse sécurité de ceux qui sont frappés de ces
» maladies. On attend que le mal disparaisse sans rien
» faire ou en prenant quelque tisane inoffensive. Un
» temps précieux s'écoule, le mal s'étend, et il a fait
» de tels progrès lorsque le médecin est appelé, que
» tous les moyens de traitement sont impuissants à
» l'arrêter. En mettant entre les mains de tout le
» monde un instrument des plus simples qui rend
» facile l'exploration de la bouche, le malade et les
» personnes qui l'entourent distingueront eux-mêmes

» l'angine maligne du simple mal de gorge mieux que
» par le passé. La vive clarté que projette le pharyn-
» goscope leur montrera les plus petits dépôts crémeux
» ou pseudo-membraneux qui existent souvent dans
» le fond de la bouche, et les avertira qu'ils ne doivent
» pas rester dans l'inaction. La présence de glandes
» douloureuses et gonflées au-dessous de la mâchoire
» inférieure ne leur laissera aucun doute sur la gravité
» du mal.

» En leur signalant ces faits, leur attention se fixera
» davantage sur leurs résultats, et ils comprendront
» mieux la nécessité de constater eux-mêmes de bonne
» heure l'état de leur gorge. Sous ce rapport, le pha-
» ryngoscope ne peut que rendre moins fréquentes les
» suites fâcheuses de ces maladies et faciliter l'applica-
» tion des remèdes.

» Le second avantage consiste dans la vulgarisation
» des études laryngoscopiques. En rendant ces études
» sur soi-même faciles, indépendantes du jour et de la
» nuit et du plus ou moins d'adresse de l'observateur,
» notre pharyngoscope devient le véritable complé-
» ment du miroir laryngien.

» Cet instrument renferme à lui seul tous les élé-
» ments nécessaires pour un éclairage solaire ou arti-
» ficiel suffisant et peu dispendieux. Ses diverses par-
» ties ont un but approprié non-seulement à leur
» ensemble, mais encore à chacune d'elles séparé-
» ment.

» Ainsi le miroir AB peut servir à divers usages,
» et la lentille, à son tour, peut être employée comme
» loupe pour grossir les objets.

» Notre pharyngoscope affranchit aussi les études
» laryngoscopiques de la présence obligée de malades
» ou de personnes étrangères et de bonne volonté.

» L'élève peut, avec cet instrument, arriver à une
» connaissance complète de la méthode laryngosco-
» pique avant d'en faire application sur le malade.
» Notre pharyngoscope lui permet de s'examiner sans
» autres difficultés que celles qui dépendent de la
» susceptibilité de ses organes, de leur conformation
» et de l'apprentissage, suivant une expression vul-
» gaire. Il choisira le moment qui lui paraîtra le plus
» convenable, le plus opportun ; il répétera ces exer-
» cices aussi souvent qu'il le voudra. Tous les obsta-
» cles, on le voit, sont donc aplanis pour lui. »

Nous n'ajouterons rien à ce qui précède, les autres
avantages du pharyngoscope n'étant pas du ressort
de la méthode laryngoscopique.

# CHAPITRE IX



## § 1<sup>er</sup>. — **Historique.**

La rhinoscopie est cette partie de la science médicale qui s'occupe de l'étude des cavités nasales et
plus particulièrement de la cavité pharyngo-nasale
(*cavum pharyngo-nasale*).

Bozzini (de Francfort) a eu, dit-on, l'idée de faire
l'exploration de l'arrière-cavité à l'aide d'un miroir.
Wilde (de Dublin), d'après Gruber, examinait la
trompe d'Eustache avec un miroir, avant que Czermak
eût mis en pratique la rhinoscopie. Nous avons déjà
fait connaître notre pensée sur le peu d'importance
qu'il faut attacher à des idées qui n'ont reçu aucune
sanction scientifique, baptême indispensable pour leur
donner droit de vie dans la pratique.

C'est M. Czermak qui a donné à cette idée la con-
sécration qui lui manquait. Il a montré sur lui-même
qu'il pouvait éclairer le *cavum nasale* avec le miroir
dont il s'était servi pour examiner le larynx. Après
lui, Voltolini (de Falkenberg), Semeleder, Stœrk sont
venus confirmer et étendre l'application rhinoscopique
du laryngoscope.

Dans notre Cours, nous avons cherché nous-même à rendre cette application plus facile, en déterminant le plus exactement possible la disposition et les rapports des organes de l'arrière-cavité pharyngo-nasale. La mesure des différents diamètres de cette cavité nous avait conduit à proposer pour son éclairage un miroir de forme elliptique et d'un angle d'ouverture plus grand que celui du laryngoscope.

Nous nous sommes convaincu depuis que le miroir laryngien de forme carrée peut remplir parfaitement le but de la rhinoscopie. Cette simplification instrumentale a bien son importance et son utilité. Il est donc convenu que le laryngoscope usuel est également un rhinoscope, et que sa description ne doit pas nous occuper ici. Nous ferons toutefois les remarques suivantes touchant son angle d'ouverture.

Semeleder et Voltolini se servent plus particulièrement de miroirs rhinoscopiques dont la tige forme avec la surface réfléchissante un angle droit (*Archiv. génér.*, 1863, t. I). Ils ont observé que cette disposition est la meilleure.

Il nous est difficile de savoir sur quoi se fonde cette opinion. La langue allemande est pour nous une énigme. Nous ignorons, par conséquent, s'il y a un procédé particulier d'application du miroir exigeant cette disposition ; nous le regretterions. La simplification instrumentale signalée plus haut serait-elle inutile ?

Nous verrons plus loin que cette simplification est heureusement réelle et constitue un progrès.

### § 2. — Cavité pharyngo-nasale.

A. *Description*. — Cette cavité représente, d'une manière imparfaite, un prisme (oblique) dont les faces supérieure et inférieure sont inclinées d'avant en arrière et de haut en bas. La paroi antérieure est représentée par les deux orifices postérieurs des fosses nasales, vulgairement désignés sous le nom d'*arrière-narines*. Cette paroi est située sur un plan à peu près vertical. Sa hauteur est comprise entre 12 et 30 millimètres, sa largeur entre 25 et 30 millimètres.

La paroi postérieure n'est que la partie supérieure de la face postérieure du pharynx. Elle est parallèle à la paroi antérieure et à peu près verticale comme elle ; mais elle a ordinairement une plus grande étendue. Sa hauteur et sa largeur peuvent aller jusqu'à 50 millimètres. Sa surface est unie et sans orifices.

Les parois latérales font également partie du pharynx. Elles sont étroites. Leur largeur peut avoir pourtant 30 millimètres et même plus chez certains sujets; C'est à leur partie inférieure que se trouvent les orifices de la trompe d'Eustache.

Ces orifices n'ont pas une position constante par rapport aux parties voisines. Ils sont ordinairement situés à 2 ou 3 millimètres au-dessus du cornet inférieur; on les trouve tantôt plus bas, tantôt à 5, 6 ou 7 millimètres plus haut.

La paroi supérieure est représentée par la fibro-muqueuse qui revêt la face inférieure de l'apophyse basilaire de l'occipital et une partie de celle du corps du sphénoïde. Elle constitue le sommet ou la voûte du pharynx. Elle a surtout attiré l'attention des chirurgiens à cause de l'implantation fréquente des polypes sur cette paroi. On y a plus particulièrement signalé une petite dépression ou fossette, située au point de réunion des parois supérieure, postérieure et latérales, comme un lieu d'élection de ces tumeurs ; elle porte le nom de *fossette de Rosenmuller*.

Enfin la paroi inférieure est formée en grande partie par la face supérieure du voile du palais. Elle est mobile comme ce voile. Son inclinaison varie suivant le degré de contraction de cet organe. A l'état de repos, sa direction se rapproche de celle de la paroi antérieure qu'elle semble continuer. Sa forme et son aspect sont ceux de la face antérieure du voile palatin. Le bord inférieur ou libre de cette paroi s'applique contre le pharynx pendant l'acte de la déglutition et pendant la respiration exclusivement buccale. La *cavité pharyngo-nasale* se trouve alors complète-ment fermée en bas et sa face inférieure prend une forme convexe.

L'étendue verticale de cette paroi inférieure est très-variable. Sa mobilité et son inclinaison plus ou moins prononcée vers le pharynx sont des conditions qui rendent difficiles l'éclairage et l'examen de la cavité.

B. *Diamètre antéro-postérieur.* — Le diamètre antéro-postérieur de la cavité pharyngo - nasale est d'environ 20 à 25 millimètres, tandis que celui de la portion buccale ou moyenne du pharynx est de 50 millimètres. L'inclinaison en arrière du voile du palais, sa mobilité font varier fréquemment ce diamètre. L'ouverture qui doit donner accès aux rayons réfléchis se trouve par conséquent plus ou moins rétrécie.

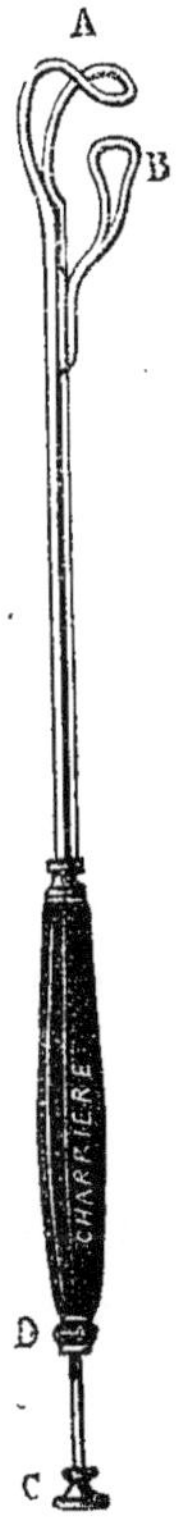

C. *Nécessité d'agrandir l'orifice inférieur de la cavité pharyngo-nasale.* — Tous les auteurs ont reconnu cette nécessité, bien que l'on puisse procéder parfois à l'examen rhinoscopique sans s'occuper de cette difficulté. On a proposé divers instruments pour soulever la luette et l'isthme du gosier. L'un des plus originaux a été le *pince-luette* de M. Turck. M. Czermak avait imaginé un petit appareil, espèce de tube sur lequel se trouvaient fixés et le miroir et un crochet. Les difficultés de son application l'ont fait abandonner.

Les releveurs dont on se sert habituellement sont des crochets spatulés ou fenêtrés, simples ou doubles. Le tenseur du voile du palais

Fig. 17.

Tenseur du
voile
du palais.

que nous employons est représenté dans la figure 17. Ses deux branches glissent l'une sur l'autre. La branche inférieure, plus longue, porte le crochet fenêtré destiné à soulever l'isthme du gosier. La branche supérieure s'éloigne ou se rapproche de ce voile et sert à le fixer au besoin ; son extrémité élargie et fenêtré glisse au-dessus de la luette et celle-ci est emprisonnée sans être comprimée.

### § 3. — Modes d'emploi des releveurs ou tenseurs.

L'instrument destiné à soulever le voile du palais peut être appliqué par le médecin et maintenu par lui ou par son malade. Cette application exige beaucoup de patience et une certaine habitude.

Disons d'abord qu'il ne faut introduire l'instrument que chauffé. On place son manche entre les trois premiers doigts de la main gauche, le pouce étant au-dessous ou en bas. On porte ensuite le crochet vers le fond de la bouche au-dessous de la luette et de l'isthme en évitant leur contact. On pénètre dans la cavité du pharynx. On soulève le voile du palais en faisant exécuter au tenseur un léger mouvement de bascule, jusqu'à ce que la main éprouve de la résistance. On entraîne alors en avant ce voile et on le fixe dans cette position avec fermeté.

Une fois maintenu, le tenseur peut être confié au

malade lui-même et le médecin agit de ses deux mains comme il l'entend.

### § 4. — Éclairage du miroir rhinoscopique.

Il ne diffère pas de celui du miroir laryngien ; le soleil, la lumière concentrée par un réflecteur ou par deux, par une lentille ou par plusieurs, seront utilisés d'après les mêmes principes.

Le faisceau lumineux sera dirigé non sur le voile du palais ou la luette, mais vers la base de la langue, entre cet organe et l'isthme du gosier. Il pénétrera dans la bouche et le pharynx en suivant une direction plus oblique. Il sera de cette manière réfléchi par le miroir obliquement en avant, et il éclairera d'une façon complète la paroi antérieure du *cavum pharyngo-nasale.*

### § 5. — Modes d'emploi du rhinoscope.

*Premier mode.* — C'est celui que nous mettons en pratique depuis longtemps. Il répond au premier mode d'emploi du laryngoscope. Ainsi la tige de l'instrument sera placée dans la bouche obliquement en dehors et en haut. Elle sera même au besoin appuyée contre l'arcade dentaire supérieure. Ce n'est, à vrai dire, que le premier mode d'application renversée du laryngoscope.

*Deuxième mode.* — Il est également tout à fait sem-

blable au deuxième mode d'emploi du miroir laryngien. La tige de l'instrument est appliquée sur le
milieu de la langue et non sur le milieu de la voûte
palatine. La main qui tient le miroir est placée sur le
trajet des rayons lumineux concentrés par le réflecteur ou par la lentille; elle peut, par conséquent,
devenir un obstacle à l'éclairage.

De même que pour le deuxième mode d'emploi du
laryngoscope, on évite cet inconvénient en faisant
subir à la tige une inflexion appropriée à la circonstance. L'instrument, employé suivant ce mode, doit
avoir un angle d'ouverture plus grand qu'un angle
droit; la lumière sera ainsi réfléchie suffisamment
vers le haut du *cavum pharyngo-nasale.*

A. *Position du miroir au fond de la bouche.* — Lorsque l'on introduit le miroir dans l'arrière-gorge, il
faut le porter le plus profondément possible, jusqu'à
la rencontre de la face postérieure du pharynx si rien
ne s'y oppose. De cette façon, la lumière réfléchie
pénètre à travers tout l'intervalle qui sépare l'isthme
de la paroi postérieure du pharynx. Cette paroi doit
servir de point d'appui au miroir, si l'on veut éviter
les tâtonnements et ce tremblement involontaire que
la main communique aux objets non appuyés contre
un obstacle.

B. *Son inclinaison.* — La personne soumise à l'examen est ordinairement placée en face de l'observateur
comme s'il s'agissait d'une exploration du larynx. Sa

bouche est largement ouverte, sa tête renversée en arrière.

Dans cette position, les rapports de la paroi antérieure de la cavité pharyngo-nasale avec la surface horizontale de la langue sont changés. Sa direction, verticale lorsque la bouche est fermée, devient oblique de haut en bas et d'arrière en avant, et coupe l'axe vertical du pharynx.

Pour éclairer cette paroi, dont la cloison sert de repère dans l'examen rhinoscopique, le miroir réfléchira les rayons suivant cet axe ou un peu obliquement en avant.

Son inclinaison au fond de la gorge sera donc d'environ 45 degrés, comme pour l'examen du larynx.

### § 6. — Image rhinoscopique.

La description que nous avons donnée du *cavum*

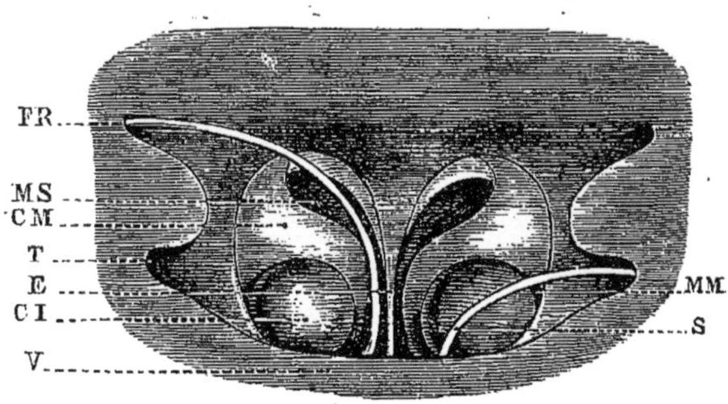


Fig. 18. — Image rhinoscopique.

*pharyngo-nasale* nous permet d'abréger celle de son image.

Moins complexe que celle de l'appareil de la voix, l'image de l'arrière-cavité des fosses nasales est ordinairement représentée dans le miroir par la paroi antérieure et par une partie seulement des autres parois. Telle est la figure 18. On y voit la cloison C fréquemment renflée à sa partie inférieure, les extrémités postérieures des cornets inférieurs, moyens et même supérieurs, parfois même une assez grande étendue de ces cornets et des méats ; les deux orifices postérieurs des fosses nasales simulant une sorte de fenêtre ogivale à pilier central ; une portion de la paroi supérieure sur les côtés de laquelle est située la fossette FR de Rosenmuller ; deux échancrures T latérales, indiquant l'entrée du conduit interne de l'oreille, ou trompe d'Eustache.

Deux stylets recourbés ont été ajoutés sur cette figure par notre savant confrère M. Semeleder, afin de montrer l'erreur dans laquelle on peut tomber en pratiquant le cathétérisme de la trompe.

# CHAPITRE X



### § 1ᵉʳ. — **Malade.**

Si l'examen de la cavité pharyngo-nasale n'offre pas des difficultés aussi sérieuses que celles de l'examen du larynx, au point de vue de l'étude, il n'en est pas de même de son éclairage. La langue et le voile du palais sont les deux organes qui mettent ordinairement obstacle à l'exploration rhinoscopique.

A. *Langue.* —- La langue est difficile à gouverner si le malade n'a pas déjà cherché lui-même à la rendre docile. Cet organe doit être abaissé le plus possible dans la bouche. Voltolini obtient cette dépression à l'aide d'une petite plaque elliptique de gutta-percha concave d'un côté, convexe de l'autre. Vers le milieu de la face convexe il a fait ajouter un anneau dans lequel est reçue la tige du miroir. Cette disposition permettrait d'abaisser la langue et de soulever en même temps d'une seule main le miroir, dans la position la plus convenable. Il est facile de comprendre qu'un miroir dont la tige est aplatie, une spatule, par exemple, un couteau-papier, etc., puissent remplir le but désiré. Le meilleur moyen d'abaisser la langue d'une manière suffisante, c'est, nous l'avons dit, d'apprendre au malade comment il y arrivera par l'exercice devant un miroir. C'est ainsi que nous procédons quant à nous, ce qui nous permet d'utiliser notre main libre à autre chose.

On a conseillé aussi de fixer la langue au dehors. Ce conseil, bon dans certaines circonstances que le médecin déterminera, est loin d'avoir la même importance qu'en laryngoscopie. La sortie de la langue au dehors diminue l'espace compris entre les arcades dentaires et, par suite, le champ de l'éclairage. L'abaissement naturel de l'organe derrière les dents inférieures agrandit au contraire ce champ.

B. *Voile du palais.* — La conformation, la mobilité et l'irritabilité de cet organe jouent un rôle bien plus important dans l'éclairage de la cavité pharyngonasale que pour celui du larynx.

Chez quelques sujets ce voile est court; son bord libre est éloigné de la base de la langue pendant que la bouche est ouverte. Chez d'autres il est peu sensible au contact des corps étrangers. De telles conditions sont favorables à l'éclairage et à l'exploration.

Mais, le plus ordinairement, le voile du palais et la luette sont très-irritables ou d'une longueur gênante. De plus, leur mobilité continuelle est peu facile à maîtriser.

Quant à l'irritabilité de l'organe, il en a déjà été question dans nos considérations pratiques sur la

méthode laryngoscopique. Nous n'y reviendrons pas.
Le contact du doigt ou des instruments, le soulèvement de la luette et de l'isthme du gosier, l'exercice
enfin, tel est, à notre avis, le vrai moyen d'en triompher.

La longueur exagérée de la luette indique son excision, opération tout à fait inoffensive. Mais celle du
voile du palais ne permet que l'emploi du crochet
pour le soulever. Ses mouvements ou contractions
sont dus à la manière dont s'exécute le va-et-vient de
l'air dans la poitrine et au contact des instruments.

C. *Passage de l'air.* —Lorsque la respiration s'effectue naturellement, l'air pénètre et sort par les fosses
nasales. Le voile du palais est alors pendant ou appliqué contre la base de la langue. Si l'on ouvre largement la bouche, on reconnaît qu'il se porte légèrement
en arrière, et laisse passer par la cavité buccale la
plus grande partie de l'air inspiré et expiré. Il sem-
blerait donc facile dans ce moment de le soulever.
Mais dès que l'on approche le tenseur ou le crochet
de la bouche, beaucoup de personnes élèvent le voile
contre la paroi postérieure du pharynx ; d'autres, au
contraire, lui impriment toute sorte de mouvements.

D. *Élévation du voile du palais.* — « C'est le plus
» grand obstacle que j'ai rencontré, dit M. Semeleder,
» car en même temps les piliers se rapprochent l'un
» de l'autre, et rétrécissent encore l'espace dans le
» sens latéral. Le meilleur moyen, ajoute-t-il, d'y

» remédier est de guider le malade ou de détourner
» son attention en lui parlant de toute autre chose. »

Le moyen qui nous a le mieux réussi, c'est d'apprendre aux malades à ne respirer que par le nez, la
bouche étant largement ouverte. En général, on
comprend assez bien ce mode de respiration ; mais il
n'en est plus de même lorsqu'il s'agit de l'exécuter.
Notre pharyngoscope nous a été ici d'un secours bien
précieux. Dans le miroir de cet instrument le malade
voit lui-même sa bouche vivement éclairée ; il suit
tous les mouvements du voile du palais et de la langue,
et il finit par trouver la meilleure manière de fermer
le fond de sa bouche.

D'autre part, nous lui montrons sur nous comment
s'effectuent exclusivement et la respiration nasale et
la respiration buccale. Dans la respiration exclusivement nasale, le voile du palais est pendant et appliqué
contre la base de la langue ; il est comme paralysé. Si
l'on veut arriver derrière lui avec le tenseur et le soulever, il faut d'abord abaisser la langue, c'est-à-dire
faire disparaître le premier obstacle dont nous avons
parlé, déterminer ensuite une sorte de paralysie volon-
taire du voile du palais, et obtenir sa docilité, son
immobilité. On ne parvient à ces résultats qu'en appre-
nant au malade à respirer par le nez seulement.

E. *Contact des instruments.* — Nous connaissons
l'effet du contact du laryngoscope sur la luette et le
voile du palais ; cet effet est bien plus prononcé lorsque

l'on veut soulever ces organes avec un crochet. Le contact de la face postérieure du voile avec l'instrument n'est pas seulement désagréable et pénible, il provoque encore des contractions pharyngiennes et des efforts bien plus énergiques que ceux déterminés par le contact du doigt ou du laryngoscope.

Aussi nous est-il impossible d'admettre que l'exploration rhinoscopique soit plus tolérable que celle du larynx (Semeleder).

Cette plus grande tolérance peut se rencontrer chez des malades dont l'examen se fait sans toucher au voile du palais, examen rendu alors facile pour plusieurs raisons.

Les personnes atteintes de quelque affection du voile, de la luette, de la trompe d'Eustache, de la partie supérieure du pharynx, etc., sont soumises à l'éclairage rhinoscopique après avoir subi divers traitements locaux qui ont modifié la sensibilité de ces organes.

L'exploration de la cavité pharyngo-nasale a été faite plusieurs fois d'ailleurs avec le doigt porté plus ou moins loin dans cette cavité.

Les malades, de leur côté, se sont plus ou moins préparés à l'épreuve, les uns par ce vif désir de connaître leur mal et d'en obtenir la guérison, les autres par une ferme volonté de se soumettre à tout, par une confiance absolue dans le savoir et l'expérience de l'observateur.

Une conformation particulière de l'isthme peut

enfin permettre l'introduction d'un miroir petit, mais suffisant, entre les piliers et la luette, sans les toucher.

Ce sont là des conditions qui rendent assurément la tâche facile au médecin. Nous serions heureux, quant à nous, qu'il en fût toujours ainsi.

Les contractions énergiques de l'isthme du gosier, provoquées par le contact du crochet, chassent très-souvent celui-ci, et le voile du palais glisse derrière l'instrument. Il ne faut alors le réappliquer qu'après un moment de repos. On le porte ensuite en avant dès que l'on éprouve la sensation d'une corde qui résiste ou qui appuie fortement sur le crochet. Si le voile s'échappe de nouveau, on le fixera entre les deux branches du tenseur. Cet organe une fois contenu, l'instrument pourra être confié au malade lui-même ou maintenu sur les dents à l'aide d'une petite pince à ressort dont la tige est quelquefois armée.

Lorsque la luette descend très-bas et touche la langue, M. Semeleder recommande l'émission d'un J étouffé, ou d'un son aigu ; le voile du palais s'élève, dit-il, et le crochet spatulé est aisément porté derrière l'organe. L'emploi d'un grand miroir facilite toujours l'examen. On s'oriente d'autant mieux que l'on voit plus de parties en même temps. Cette remarque de notre confrère est vraie en général.

### § 2. — Éclairage des diverses parties du cavum pharyngo-nasale.

Dans l'exploration rhinoscopique, on éclaire et l'on reconnaît facilement les orifices postérieurs des fosses nasales, la cloison, les cornets, les méats, le voile du palais et la partie supérieure de la cavité pharyngo-nasale. Le plancher des fosses nasales, les trompes d'Eustache et la paroi postérieure ou pharyngienne sont constatés plus rarement et exigent plus d'attention, plus de recherches. Quelque grand que soit le miroir employé, il ne donne jamais l'image de tous les organes à la fois. En général, plus le miroir prendra au fond de la gorge une situation horizontale, mieux il éclairera les régions supérieure et postérieure, comme le dit avec raison M. Semeleder. Plus sa position deviendra, au contraire, verticale, mieux il éclairera les parties inférieures. La position intermédiaire répondra donc parfaitement à l'éclairage de la paroi antérieure de la cavité. Si l'on se rappelle que le plan du rhinoscope doit être perpendiculaire au plan médian du corps, on obtiendra ces divers éclairages sans fatiguer le malade, sans tâtonnements. L'élévation et l'abaissement de la tige seront les deux seuls mouvements à imprimer à l'instrument, comme pour le laryngoscope.

Le bord postérieur de la cloison représente une

sorte de pilier très-mince en bas, d'un aspect blanchâtre ou jaunâtre, assez souvent renflé ; ce pilier s'élargit vers le haut et prend une teinte rosée ou rouge.

La cloison médiane présente souvent des inflexions susceptibles de gêner le passage de l'air, le cathétérisme de la trompe d'Eustache, et surtout l'éclairage des fosses nasales par les narines. M. Semeleder divise ces inflexions suivant qu'elles existent d'un seul côté ou des deux côtés à la fois. Sur 49 crânes, il a constaté 20 déviations à gauche, 15 à droite ; la cloison était déformée sur 10, mais sans déviation, irrégulièrement déformée sur 4.

Voltolini a trouvé la cloison déviée plus souvent à gauche qu'à droite.

L'extrémité postérieure des cornets inférieurs apparaissent ordinairement sous forme de deux tumeurs arrondies, d'un blanc ou d'un rouge légèrement bleuâtre. Les cornets moyens, situés plus haut et moins saillants, présentent une surface plus allongée, lisse, d'un blanc terne et légèrement contournée en dehors.

Les méats sont ordinairement remplacés par un intervalle sombre. Lorsque la lumière réfléchie pénètre profondément dans ces espaces, on peut distinguer latéralement la surface plus ou moins rouge de la muqueuse qui tapisse les parois des fosses nasales et la cloison.

Quant à la muqueuse de la face postérieure du voile

du palais et de la partie supérieure de la paroi antérieure de la cavité, elle est lisse, plus ou moins rouge.
Il en est également de même de la muqueuse de la
paroi pharyngienne.

Le pavillon de la trompe d'Eustache forme, sur les
côtés de l'image rhinoscopique, une saillie au sommet
de laquelle on aperçoit un orifice échancré en arrière ;
cette échancrure est, au contraire, tournée en avant
sur le sujet, condition très-favorable au cathétérisme.
La surface qui précède l'échancrure est jaunâtre, facile
à reconnaître. Chez un individu soumis par nous à
l'examen rhinoscopique pour cause de dureté de
l'ouïe, l'orifice était recouvert par une sorte de lèvre
supérieure que le stylet soulevait avec facilité. Voltolini a constaté sur un sujet la présence de deux lèvres
flasques, séparées par une fissure.

L'orifice de la trompe d'Eustache est, à l'état normal, d'un rouge tendre ou d'un blanc jaunâtre. Il est
parfois fermé par des mucosités abondantes ou épaissies, par du muco-pus, etc.

On a cité des observations dans lesquelles la syphilis
aurait été communiquée par cette voie. Quoique le fait
soit possible, il nous a semblé qu'il n'avait pas toute
l'authenticité scientifique désirable. Nous avons vu
dernièrement encore à Saint-Louis un malade qui
passait pour victime d'un cathétérisme malheureux.
Ses antécédents nous ont fait soupçonner une erreur,
à tous égards déplorable. On ne saurait trop se pré-

munir, en pareille circonstance, contre les renseignements fournis par les malades.

L'éclairage de la trompe d'Eustache ne se fait pas
entièrement comme celui de la paroi antérieure de la
cavité pharyngo-nasale. Sa situation latérale exige
que le miroir rhinoscopique soit tourné vers son orifice. Il faut donc imprimer à l'instrument un léger
mouvement de rotation qui porte les rayons réfléchis
du côté que l'on veut explorer.

La cavité pharyngo-nasale peut être éclairée aussi
avec un miroir de petite dimension, placé sur les
côtés et non sur le milieu du pharynx. Il faut alors
porter deux fois le miroir dans le fond de la gorge,
entre la luette et les piliers. Il y a donc utilité à savoir
le manier avec la main droite et avec la main gauche.


### § 3. — Autorhinoscopie.


L'autorhinoscopie, ou exploration sur soi-même
du *cavum pharyngo-nasale*, doit être recommandée au
même titre que l'autolaryngoscopie. Les mêmes
avantages y sont attachés pour le médecin et pour le
malade. Les instruments destinés aux études laryngoscopiques servent aussi aux exercices rhinoscopiques. Il est cependant un autre instrument, le releveur
ou tenseur du voile du palais, qui vient compliquer
ces derniers. Aussi les études rhinoscopiques sont-
elles plus difficiles. L'application sur soi-même du

crochet apprendra, mieux que les écrits et les malades, le genre d'obstacle qu'elle apporte à l'exploration. Le maniement du *tenseur exige, nous le redisons à dessein, beaucoup de patience et une grande habitude.*

Afin de se rendre bien compte de l'image qu'on a sous les yeux, on prendra la cloison médiane de l'orifice postérieur des fosses nasales pour point de repère. Les commençants s'orienteront tout de suite avec elle ; ils n'éprouveront pas d'embarras pour reconnaître les autres parties situées de chaque côté. L'orifice de la trompe d'Eustache, le voile du palais exigeront seuls quelques tâtonnements. Plus la main sera habituée à la manœuvre des instruments sur soi-même, plus l'examen sera facile sur les malades et moins on les rebutera.

### § 4. — **Utilité de la rhinoscopie.**

La rhinoscopie, on l'a dit avec raison, est un mode d'exploration qui rendra des services d'autant plus réels qu'il sera plus répandu. En confirmant ce qui était connu, en substituant la vérité au doute ou à l'erreur, elle apportera des éléments précieux de certitude au diagnostic et surtout au praticien. Ses applications seront assurément moins nombreuses, moins fréquentes que celles de la méthode laryngoscopique. Celles qui ont déjà été obtenues offrent néanmoins un intérêt qui n'a échappé à personne. Chaque jour en montrera d'ailleurs de nouvelles et d'imprévues. En terminant ce sujet, citons un exemple de ces dernières.

Un garçon boucher atteint d'une affection des fosses nasales non reconnue, nous est envoyé l'année dernière pour être examiné. Deux ans auparavant il avait reçu un coup sur l'arcade sourcilière gauche ; une dépression indique encore la place du coup.

Depuis cette époque, il mouche quelquefois du sang ; il en crache plus souvent après avoir reniflé. Ce sang est ordinairement noir, en caillots, décomposé. Depuis la même époque, il est frappé d'exophthalmie gauche.

L'examen rhinoscopique nous a fait constater, au dessus des *orifices* postérieurs des fosses nasales, une déchirure transversale, irrégulière, à bords déchiquetés et renfermant du sang noir ; une sonde recourbée pénétrait dans cette déchirure et faisait reconnaître une disjonction ou brisure du vomer et problablement des cellules ethmoïdales.

# CHAPITRE XI



### § 1ᵉʳ. — **Trachéoscopie.**

Nous avons peu de chose à dire de l'éclairage de la trachée et de la partie sous-glottique du larynx.

M. le docteur Neudœrfer a cherché le premier à appliquer à la trachée le procédé d'éclairage du larynx. Il a fait construire une canule dans ce but et s'est livré à des expériences sur le cadavre.

M. Turck a essayé de perfectionner cette canule en y pratiquant deux échancrures opposées, dont l'antérieure est destinée à recevoir la tige du petit miroir trachéal.

M. Czermak, ayant eu occasion d'examiner des malades laryngotomisés, a fait cette exploration de la manière suivante :

Sur la convexité d'une canule ordinaire, il a fait pratiquer une ouverture ou fenêtre plus longue que large, mais suffisante pour permettre l'éclairage de la partie inférieure du larynx. M. Czermak introduit d'abord cette canule dans la trachée; il engage en partie dans sa fenêtre un miroir métallique chauffé, rond ou ovale, ayant quelques millimètres de surface et muni d'une tige coudée. Il envoie ensuite un pinceau de rayons lumineux sur le miroir qui les réfléchit vers la portion sous-glottique du tuyau vocal, et il aperçoit l'image de cette région à travers l'orifice extérieur de la canule. C'est ainsi que M. Czermak a pu reconnaître la nature et le siége du mal.

Nous avons nous-même pratiqué un examen semblable chez plusieurs sujets trachéotomisés pour des affections du larynx. La lumière artificielle nous a beaucoup moins satisfait que le soleil comme éclairage.

Le peu d'étendue du champ dans lequel s'exerce la vision, la rareté des circonstances qui exigent une exploration trachéale ou sous-glottique ôtent à ce procédé presque tout son intérêt pratique.

Le petit miroir placé dans la canule gêne sensiblement la respiration. Ses dimensions sont très-exiguës et son refroidissement très-rapide. On est obligé de le réchauffer souvent, c'est-à-dire de le retirer et le remettre en position à chaque instant, afin d'éviter la condensation de la vapeur de l'air expiré sur sa face brillante. M. Czermak recouvre le miroir d'une couche très-mince d'une solution de gomme et il maintient ainsi, dit-il, la netteté de l'image pendant un temps suffisant. L'épaisseur qu'on a donnée au miroir trachéal, afin de conserver longtemps sa température, est trop insignifiant à cause du peu d'étendue de sa surface.

Ces explications suffisent pour faire comprendre que nous avons peu d'avantages à attendre de ce mode d'exploration très-imparfait. Nous nous en tiendrons donc à ces quelques observations sur ce sujet.

## § 2. — Œsophagoscopie.

Trois auteurs ont voulu porter la lumière dans l'œsophage.

M. Lewin (de Berlin) a, dit-il, imaginé un miroir œsophagien que nous ne connaissons pas. Nous doutons, quant à nous, qu'il en ait retiré quelque avantage pratique.

Voltolini a essayé l'œsophagoscopie sur lui-même. Il a été obligé d'y renoncer, si nous en croyons M. Semeleder, à cause de l'irritation provoquée dans son gosier.

M. Semeleder a cherché de son côté à reconnaître, en l'éclairant, l'état de l'œsophage d'un malade très-habitué déjà au contact du laryngoscope. Notre zélé et savant confrère a d'abord introduit une pince courbe à deux branches dans la partie inférieure du pharynx. Il a écarté les parois de l'entrée de l'œso-phage, et il n'a vu que la partie postérieure du cri-coïde. Le sujet n'a pu supporter la manœuvre de la pince.

Plus tard cependant, M. Semeleder serait arrivé à explorer un pouce environ du conduit œsophagien de ce même malade.

Peu satisfait de ces résultats, notre confrère de

Vienne a examiné lui-même son œsophage, comme Voltolini. Il est parvenu à écarter les branches de la pince dans ce conduit et à reconnaître un centimètre environ de son étendue.

Pendant ces expériences, le larynx se plaçait entre les branches et empêchait de voir d'avant en arrière. M. Semeleder a, dès lors, fait disposer leur extrémité sous forme de cuillers ayant 1 centimètre de large d'avant en arrière. L'introduction de la pince chauffée ne se fait pas en la poussant. Son poids seul doit la faire descendre afin de ne heurter ni la langue, ni le pharynx.

L'exploration de l'œsophage, on le voit, est peu praticable. Les efforts tentés par les médecins d'Allemagne sont peu encourageants. Il nous est arrivé à nous-même de voir l'entrée de l'œsophage et une partie de ses parois en expulsant volontairement ou artificiellement les gaz de l'estomac pendant l'examen laryngoscopique. N'ayant pas essayé ce moyen sur autrui, nous terminerons là notre appréciation.

# CHAPITRE XII



Les observations qui suivent ont pour but de répondre au désir manifesté par plusieurs de nos confrères, relativement aux applications pathologiques de la méthode laryngoscopique. Elles font partie d'un ensemble de faits pathologiques qui seront publiés plus tard.

### Polypes du larynx.

Parmi les affections dont le larynx est le siége, les polypes sont une de celles dont le diagnostic est des plus faciles à constater pour le laryngoscopiste. Avant l'emploi du miroir laryngien, ce genre de tumeurs occasionnait souvent la mort. Ce funeste résultat ne sera dorénavant qu'une exception.

En effet, les polypes du larynx se développent très-lentement. Leur présence peut être constatée de bonne heure. Avant que leur volume ou leur multiplication aient amené l'aphonie complète et l'asphyxie, le médecin aura tout le temps nécessaire pour trouver le moyen le plus efficace de les détruire.

Les divers essais qui ont été faits depuis quelque

temps, dans ce but, ne constituent encore que les tâtonnements de la chirurgie laryngienne. En 1860, nous avons signalé aux Académies des sciences et de médecine l'utilité de l'écrasement des polypes situés vers l'angle antérieur de la glotte. Il faut savoir, en effet, que la nature épithéliale de ces tumeurs est la principale cause de leur friabilité; que leur forme lobulée ou framboisée et leur insertion souvent pédiculée leur permettent de se détacher par lobules par les seuls efforts de la toux.

Aussi avons-nous pu, dans maintes circonstances, faire disparaître une partie de ces tumeurs par le cathétérisme aidé de la compression, et faire cesser des symptômes alarmants.

Plus tard, un confrère de Tubingue, M. Bruns, a raconté dans un long mémoire les péripéties d'une excision multiple d'un polype du larynx, à l'aide d'une pince terminée par des lames de ciseaux et introduite dans la glotte, avec ce flegme allemand que je n'oserais imiter ni conseiller.

Ici, du moins, le laryngoscope permettait à l'opérateur de guider son instrument d'une main sûre dans cette petite cavité restée depuis si longtemps inaccessible à tous nos moyens d'exploration visuelle. Mais que dire de ces opérations mort-nées que l'on voudrait inscrire au prorata de la laryngoscopie chirurgicale? Que penser de ces introductions d'instruments tranchants dans l'appareil de la voix, sans le secours du miroir laryngien? Au nom de la vérité scientifique, nous les repoussons d'une manière formelle. La seule excuse que puissent invoquer ces tentatives aveugles, c'est le danger de mort.

OBSERVATION I. — *Aphonie complète; productions épithéliales dans le larynx.*

(Présentée à l'Académie des sciences, le 24 septembre 1860.)

Joseph F....., ouvrier imprimeur en taille-douce, âgé de quarante-huit ans, d'une bonne constitution, s'aperçoit, vers le mois de septembre 1856, que sa voix n'est pas aussi élevée qu'à l'ordinaire, et, depuis, elle a toujours baissé jusqu'à la fin de 1857. A cette époque, il avait perdu complétement la parole et la voix.

Le 21 janvier 1860, je l'examine. Je trouve une rougeur exagérée du pharynx et de l'isthme du gosier. Je fais l'application locale d'une solution modérée d'iodo-chlorure hydrargyrique (sel de Boutigny) plusieurs fois, à trois ou quatre jours d'intervalle. Dès la quatrième application, Joseph F..... articule quelques sons. A la fin de juin 1860, l'aphonie redevient complète.

Supposant que la glotte est gênée ou rétrécie, je procède à sa dilatation à l'aide d'une sonde d'étain. Deux séances ont suffi pour faire reparaître une partie de la voix articulée avec un timbre plus élevé que la première fois. Cette voix se maintient pendant quatre, six, huit jours ; c'est surtout le deuxième et le troisième jour après le cathétérisme de la glotte que la parole est plus facile, plus naturelle.

L'examen laryngoscopique, fait à plusieurs reprises, mais toujours imparfaitement, ne m'avait encore rien appris sur la cause réelle de cette aphonie.

Le 20 août 1860, M. Czermak examine le malade et me montre, à l'angle antérieur de la glotte, une petite tumeur épithéliale du volume d'un petit pois. Cette tumeur adhère plus particulièrement au bord libre de la corde vocale inférieure droite.

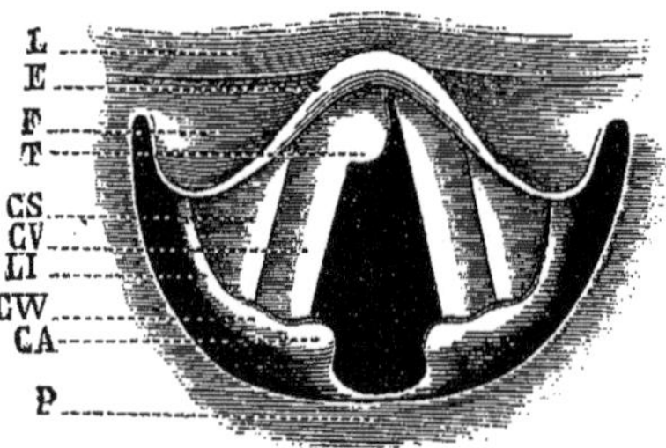


Fig. 19.

Vers le milieu de septembre, M. le docteur Semeleder examine Joseph F..... avec moi. Je constate alors une modification dans la forme et le volume de la tumeur. Celle-ci est bilobée. Le lobe droit est plus long, plus volumineux que le lobe gauche, et sa surface est légèrement mamelonnée ; il est situé sur le bord libre de la corde vocale droite. Cette modification est le résultat probable du cathétérisme.

Depuis le 1er octobre 1860 jusqu'à ce jour, 1er décembre 1861, le cathétérisme a été pratiqué de loin en loin, et quatre fois il a amené l'expulsion de débris de la tumeur épithéliale.

Joseph F..... peut parler et se faire entendre. Sa voix, quoique très-imparfaite, se maintient depuis trois à quatre mois. Le laryngoscope fait toujours constater la présence de la tumeur sur la face supérieure de la corde vocale droite ; elle est mince, aplatie, et son bord déchiqueté ne dépasse guère celui de la corde vocale.

Depuis lors, Joseph F..... est venu réclamer trois fois seulement le bénéfice du cathétérisme et du sel de Boutigny.

Aujourd'hui, 31 mai 1864, j'examine son larynx. La tumeur est allongée, mobile, lisse, à large base ; elle est toujours située sur le bord libre de la corde vocale droite et à l'angle antérieur. Comme la voix s'est maintenue depuis le dernier cathétérisme (31 mars 1863) et que ce polype ne gêne pas Joseph F....., je renvoie à une époque plus opportune l'extraction de la tumeur à l'aide de mon serre-nœud à dents.

OBSERVATION II. — *Polype de la corde vocale droite ; section de la tumeur à l'aide du serre-nœud laryngien.*

(Présentée aux Académies les 26 et 27 octobre 1863.)

IMAGE LARYNGOSCOPIQUE.

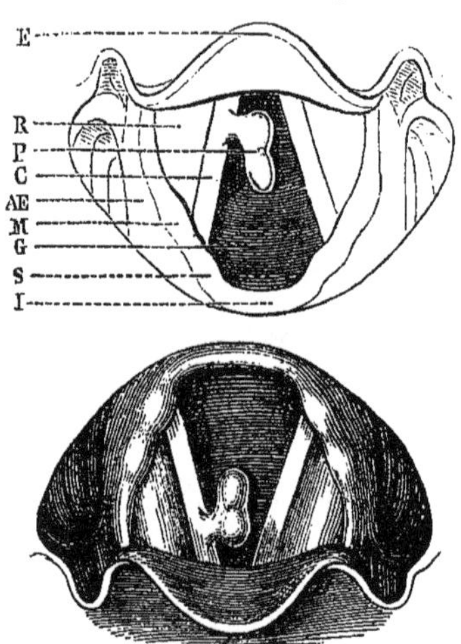

Fig. 20. — Larynx du malade W.....

E, épiglotte. — R, repli sus-glottique. — P. polype. — C, corde vocale droite. — AE, repli aryténo-épiglottique. — M, cartilage de Morgagni. — G, glotte et trachée. — S, cartilage de Santorini. — J, repli interaryténoïdien.

Le malade W..... est un homme de quarante et un ans, maréchal de logis dans la garde de Paris, de bonne constitution. Il a eu un chancre volant sans manifestations constitutionnelles. Il n'a jamais eu mal à la gorge.

Il y a huit ans, il a eu un premier enrouement qui a duré six ou sept mois. Un second enrouement, moins long que le premier, est survenu il y a trois ans. Enfin, à la fête du 15 août 1862, il s'est enrhumé et il a toussé sans cracher pendant plus de deux mois.

Aujourd'hui, 4 novembre 1862, la toux et l'enrouement sont plus prononcés depuis quatre jours. L'enrouement augmente quand il fait humide, lorsque le malade se fatigue ou s'il parle plus que d'habitude. Le timbre de sa voix est comme fêlé, dit-il.

Quelques instants après que W..... s'est couché, il éprouve une espèce de picotement, de chatouillement à la gorge, et il tousse pendant quelques minutes. Cette quinte de toux se présente tous les soirs et parfois aussi dans le jour, mais avec moins d'intensité ; elle cesse par le décubitus abdominal.

Le malade se souvient d'avoir craché deux ou trois fois de petits morceaux de chair, mais il ne peut préciser l'époque de ce phénomène.

W..... éprouve au creux de l'estomac une certaine douleur obtuse ; son appétit est assez bon.

L'auscultation de la poitrine et du larynx ne nous fait rien constater d'anormal.

Le laryngoscope, supporté sans trop de peine, nous fait découvrir sur le bord libre de la corde vocale inférieure droite, près de son insertion thyroïdienne, une tumeur du volume d'un grain de groseille, visible surtout pendant la phonation ; sa surface est lisse et rouge.

Le 11, MM. les docteurs Pasquier et Cuignet viennent s'assurer de l'existence de ce polype.

A défaut d'instrument spécial, nous avons procédé au cathétérisme du larynx au moyen d'une grosse bougie d'étain, et par la compression sur le cartilage thyroïde, nous avons cherché à écraser la tumeur. Plusieurs fois, à des intervalles plus ou moins éloignés, en présence de notre confrère M. Cuignet, nous avons répété cette compression sans résultat avantageux. Pendant ce temps, le polype est devenu bilobé, pédiculé et flottant.

Des pinces de diverses formes introduites dans la glotte, tantôt avec le laryngoscope, tantôt sans lui, ne nous ont pas donné plus de succès. En voyant la tumeur flotter dans la glotte, il semblait pourtant qu'il n'y eût qu'à la placer entre les mors de la pince pour la saisir; mais elle glissait chaque fois entre ces mors, quelque précaution que nous eussions prise. Nous n'avons pas été plus heureux avec le polypotome de M. Mathieu.

Enfin, le 16 septembre dernier, après avoir fait exécuter par M. Charrière plusieurs serre-nœuds laryngiens appropriés à la disposition anatomique de l'organe de la voix de notre malade, et aidé de notre éclairage lenticulaire ou pharyngoscopique, nous avons introduit dans la glotte, avec la main droite, l'anse du serre-nœud à une profondeur de 10 à 11 centimètres. Au moment où le polype pénétrait dans l'anse, la toux est survenue et a chassé au-dessus des cordes vocales

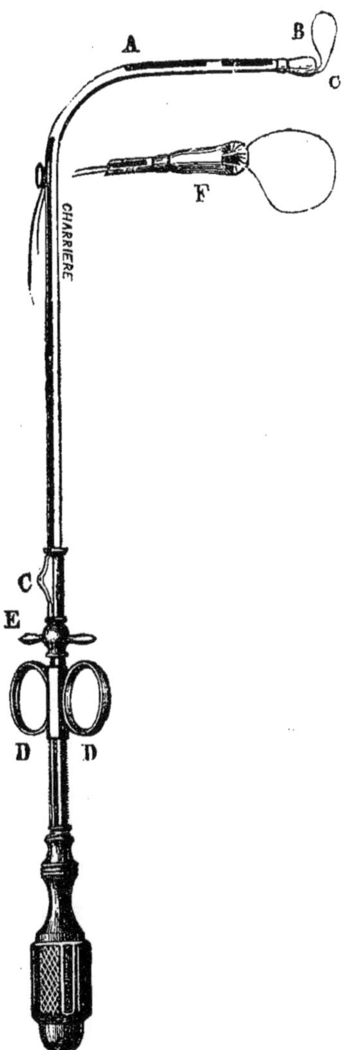



Fig. 21. — Serre-nœud laryngien du docteur Moura (1).

(1) Il se manœuvre d'une seule main.

la tumeur qui flottait dans l'orifice de la glotte. Ce n'est qu'à la troisième application de notre serre-nœud que la section du polype a été faite sans aucune entrave.

Le malade W..... a immédiatement craché du sang pur cinq ou six fois. Le laryngoscope, appliqué de nouveau, nous a montré la glotte libre. La petite tumeur bilobée avait disparu ; elle était tombée dans la poitrine, malgré la forme évasée de l'extrémité du serre-nœud. Aucun phénomène de toux ni de gêne ne s'est manifesté sur le moment, et la voix n'a repris son timbre presque naturel que trois jours après.

Au point d'insertion du polype, la muqueuse est restée légèrement tuméfiée. Nous avons porté sur ce point, pendant plusieurs jours de suite, l'extrémité d'un porte-caustique trempé dans une solution de nitrate d'argent, afin de détruire ce qui pouvait rester du pédicule.

Quarante-neuf heures après la section du polype, c'est-à-dire le 18 septembre, vers six heures du soir, une douleur s'est manifestée en dehors et au-dessous du sein droit ; cette douleur a augmenté dans la nuit ; elle était au plus fort de son intensité le matin du 19, et le soir du même jour elle disparaissait.

Le 20 septembre, cette douleur a reparu vers une heure ; elle a été très-forte jusqu'à onze heures du soir. La nuit a été bonne à partir de ce moment.

Le matin du 21, W..... a ressenti de nouveau la douleur en se levant ; elle a été peu intense ; elle n'a

duré que jusqu'à deux heures de l'après-midi et n'est
plus revenue depuis.

Cette douleur de côté se faisait surtout ressentir à la
fin de l'expiration ; elle diminuait pendant l'inspiration, contrairement à ce qui se passe dans la pneu-
monie et la pleurésie ; elle ne s'est accompagnée d'aucune toux, et le polype n'a pas été rejeté. (*Gazette
des hôpitaux*, 3 novembre.)

L'examen laryngoscopique, fait au mois d'avril 1864,
fait constater que la tumeur épithéliale a de la tendance
à se reproduire.

OBSERVATION III. — *Laryngite pseudo-membraneuse
non reconnue par l'examen direct ordinaire ; examen laryngoscopique.*

(Hôpital Lariboisière, service de M. Oulmont.)

M..... (Auguste), entré le 30 septembre 1861,
salle Saint-Charles, n° 12, sorti le 7 octobre 1861, né
à Villeneuve-sur-Yonne.

Il y a trois semaines environ, ce malade est pris
d'un mouvement fébrile un peu violent et de douleurs
lombaires. Deux jours après, apparaît une éruption
variolique discrète (il avait été vacciné). Il entre à la
Pitié. Le cinquième jour de l'éruption, douleurs dans
la région sous-maxillaire gauche, sensation d'un corps
dur, mobile en cet endroit ; gêne dans la déglutition.
Il sort de la Pitié le 3 septembre sans avoir attiré l'at-

tention du médecin sur un mal de gorge qui commençait. Immédiatement après sa sortie de l'hôpital, douleurs sous-maxillaires et laryngiennes ; la déglutition devient de plus en plus difficile ; quand il avale un peu de liquide, une partie de la boisson reste dans le fond de la bouche sans pouvoir être bue. Le malade est pris de vomissements ; il rejette tout le liquide qui ne peut passer. Sa voix s'altère, devient rauque, et s'éteint entièrement.

La veille de son entrée à l'hôpital Lariboisière, c'est-à-dire le 29 septembre, la voix reparaît un peu.

30 septembre. — Le malade n'est pas suffoqué. Vers l'angle de la mâchoire inférieure droite, il existe une tumeur arrondie, un peu dure, de la grosseur d'une noix, mobile. Même engorgement ganglionnaire à gauche.

Pas de symptômes généraux inquiétants ; pouls à 72.

L'examen direct de la bouche fait reconnaître de la rougeur dans toutes les parties de l'isthme du gosier, sans la moindre trace d'ulcération ni de pseudo-membrane. .

L'examen laryngoscopique solaire nous fait constater une inflammation œdémateuse considérable de tout le vestibule du larynx, avec rétrécissement de son orifice supérieur.

L'épiglotte est d'un rouge violacé ; le côté gauche de sa face antérieure est le siége d'une ulcération qui

s'étend d'avant en arrière jusque sur le repli pharyngo-épiglottique. Un reste de pseudo-membrane
assez épaisse, d'un jaune blanchâtre, la recouvre en
grande partie.

Le cartilage aryténoïde gauche est très-volumineux,
d'un rouge foncé. En avant et en haut, il est recouvert d'une fausse membrane d'un jaune verdâtre, très-
épaisse au centre, à bords arrondis et non brusques.
Le volume de ce cartilage peut être comparé, sans
exagération, à celui d'une noisette.

Le cartilage aryténoïde droit est également rouge,
moins volumineux que celui du côté gauche, et sans
aucune trace de fausse membrane.

1er octobre.—M. Fauvel soumet le malade au laryngoscope éclairé par le soleil, également en présence
des élèves du service et de M. Robert, interne provi-
soire ; il reconnaît les mêmes altérations que nous
venons de signaler. Il est surtout frappé de l'étendue
de la fausse membrane, et de la facilité avec laquelle
on l'aperçoit dans l'image dès que le laryngoscope est
en bonne position.

2 octobre. — Nous faisons une seconde fois l'examen laryngoscopique, pour bien prouver aux personnes présentes son utilité et son importance. Toutes
sont émerveillées et convaincues.

L'inflammation œdémateuse a diminué un peu.
L'orifice supérieur du larynx paraît un peu plus large.
L'ulcération et la pseudo-membrane de l'épiglotte ont

diminué d'étendue. Le cartilage aryténoïde gauche est toujours volumineux, rouge sur sa face postérieure ; sa face antérieure ou glottique est toujours recouverte d'une épaisse couche pseudo-membraneuse.

La glotte est visible en partie et libre. Nous ne pouvons constater si les cordes vocales sont saines, ce qui est probable.

La paroi du pharynx n'est pas enflammée. Elle présente, immédiatement au-dessus de l'œsophage, une très-légère teinte jaunâtre, comme si l'on avait insufflé du soufre en poudre fine sur ce point. Cet aspect est dû à une réflexion de lumière.

Le malade est sorti, sur sa demande, le 7 octobre, dans l'état suivant : bon appétit, mangeant quatre portions ; pas de fièvre ; un peu de difficulté dans la déglutition et une légère douleur au niveau du larynx ; voix encore un peu rauque et engorgement sous-maxillaire, surtout à droite. (Voy. Thèse du docteur Fauvel.)

OBSERVATION IV. — *Ulcération de l'épiglotte ; aphonie complète.*

(Hôpital Lariboisière, service de M. Voillemier, salle Napoléon, lit n° 17. Entrée le 12 septembre 1861.)

Guillaume R....., âgé de trente-six ans, homme de peine, d'une bonne constitution, a eu la fièvre intermittente en Afrique pendant quinze jours. Son père est mort d'un catarrhe pulmonaire à quarante-deux ans.

Il y a deux ans, il s'est enrhumé après avoir dormi sur le sol en hiver. En se réveillant, il fut pris de toux et de gêne dans la respiration. Sa voix devient enrouée quatre ou cinq mois après et s'éteint complétement peu à peu.

Le malade ne se plaint ni de points de côté, ni de douleurs dans les épaules; transpirations abondantes et accès de toux la nuit; jamais d'hémoptysie.

Jusqu'au mois de mai 1861, il n'a rien fait pour se guérir. A cette époque, il est entré à l'hôpital Saint-Antoine. Il avait mal à la gorge et souffrait beaucoup dans les oreilles, surtout pendant les mouvements de déglutition.

Durant les deux mois qu'il passe à cet hôpital, on lui porte plusieurs fois dans la gorge une petite éponge trempée dans une solution de nitrate d'argent; pas de médication interne. Sous l'influence des cautérisations, la voix paraît s'améliorer d'abord, puis elle s'altère de nouveau et disparaît.

Le 13 septembre 1861, l'auscultation fait constater du souffle vers le sommet du poumon droit, en arrière. La toux est rauque, les crachats muqueux abondants, surtout le matin.

Le malade ne parle qu'à voix très-basse; il ne peut articuler de son; il faut être très-près de lui pour entendre le faible chuchotement qui remplace sa voix.

L'examen laryngoscopique démontre l'existence, sur le bord de l'épiglotte, d'une ulcération assez profonde, médiane; une grande partie de ce bord et du repli glosso-épiglottique est détruite. La muqueuse épiglottique est œdématiée autour de l'ulcération; du côté gauche, elle se prolonge en forme de luette. Dans le fond de l'ulcération, nous apercevons deux petits points blancs semblables à deux très-petits grains de millet et placés en face l'un de l'autre : c'est le tissu cartilagineux de l'épiglotte qui est mis à nu par l'ulcération.

Au niveau de l'insertion aryténoïdienne de la corde vocale gauche et de la partie postérieure du ventricule de Morgagni, la muqueuse offre un aspect mamelonné et semble recouverte de bourgeons charnus, les uns rouges, les autres décolorés.

Les cordes vocales (inférieures) sont peu visibles, difficiles à éclairer; leurs mouvements sont bien moins étendus qu'à l'état normal.

Cet état du larynx a été constaté plusieurs fois, tantôt avec la lumière solaire, tantôt avec la lumière artificielle, par nous, par le docteur Fauvel, par M. Voillemier et autres. A l'aide d'un porte-caustique recourbé, nous avons porté plusieurs fois le crayon de nitrate d'argent sur l'ulcération.

Aujourd'hui la voix revient un peu. L'ulcération est plus étroite, marche vers la cicatrisation, et l'état général du malade est très-satisfaisant. Il est sorti le 16 décembre 1861. (Thèse du docteur Fauvel.)

Après diverses alternatives de bien et de rechutes, le malade a pu travailler pendant plusieurs mois sans être incommodé. Sa voix est restée basse, très-imparfaite.

Vers la fin de février 1864, il a eu froid, et la gêne dans le larynx a augmenté. Sa voix s'est éteinte.

Examiné le 12 avril, nous constatons une respiration laryngienne gênée, un peu bruyante, une sensation d'étranglement au cou.

Le laryngoscope fait voir de la rougeur, de la tuméfaction et l'écartement incomplet des cordes vocales. Au-dessus de l'insertion aryténoïdienne de la corde vocale gauche, on aperçoit une dépression cicatricielle, là où le 8 novembre 1863 nous avions reconnu une ulcération assez profonde. Le malade est entré à Lariboisière, service de M. Tardieu.

OBSERVATION V. — *Laryngite ulcéreuse, ayant succédé à une violente inflammation pharyngo-laryngienne, déterminée elle-même par des cautérisations intempestives avec le crayon de nitrate d'argent; œdème sus-glottique; hypochondrie; opération simulée; laryngoscopie* (1).

Édouard Muller, âgé de quarante et un ans, natif

_____

(1) Cette observation a été citée comme un exemple d'affection nerveuse du larynx devant la Société médicale du Panthéon, par M. Mandl.

de Champagnol (Jura), a fait quelques études médicales pendant quatre ans. Ses parents sont bien portants.

Depuis dix ans, il est atteint de maux de tête (migraines) et d'estomac ; ses digestions sont difficiles. C'est à la suite de *cruelles douleurs morales*, dit-il, que ses maux d'estomac se sont déclarés.

Il n'a jamais été sujet aux rhumes, aux maux de gorge, à la transpiration des pieds. Il n'a rien eu de syphilitique.

Sa constitution, d'apparence moyenne, est affaiblie ; son tempérament est bilioso-nerveux.

Le 3 avril 1861, il a froid, *s'enrhume du cerveau*, et son arrière-gorge s'enflamme pour la première fois.

Le 4 avril, Muller promène le crayon de nitrate d'argent sur ses amygdales, le bord du voile du palais, la luette, espérant ainsi faire avorter l'inflammation.

Le 5 avril, le mal de gorge augmente, les douleurs sont plus vives.

Un médecin est appelé : huit sangsues sont appliquées au cou, mais elles saignent peu et ne produisent aucune amélioration.

Le 7 avril, Muller prend un purgatif qui amène d'abord du soulagement. Mais l'action du remède n'est pas encore terminée que le mal de gorge redouble de violence. Le malade éprouve la sensation d'un gonflement progressif dans le gosier, et celle de coups de poignard qui deviennent plus fréquents à mesure que l'inflammation augmente. Des cataplasmes laudanisés sont appliqués autour du cou. Un assoupissement d'une demi-heure s'ensuit. Muller est bientôt réveillé par la suffocation. Un corps étranger semble obstruer son larynx, principalement à gauche. Un étouffement permanent, une inspiration sifflante, sonore, imitant le son d'une trompette, dit-il, de vives douleurs sans spasmes, tels sont les symptômes qui lui font comprendre qu'il est atteint d'une maladie grave.

Le 16 avril, un médecin de Lons-le-Saulnier est appelé dans la nuit. Il constate : « Une gêne extrême » de la respiration revenant par accès, de la difficulté » dans la déglutition, de la douleur au pharynx et au » larynx, de la toux, de l'altération dans la voix, une » expectoration abondante de glaires filantes, de la » rougeur dans l'arrière-bouche, de l'œdème sur la » luette. »

En portant le doigt indicateur dans le larynx, notre confrère trouve « son ouverture supérieure étroite, à » bords épais, fermes, excepté à gauche où il existe du » ramollissement. » L'introduction répétée du doigt lui permet de reconnaître « une première grosse tumeur » située du côté gauche, puis une seconde plus petite » située du côté opposé et reliée à la première par un » bourrelet qui entoure la glotte. » Il diagnostique une pharyngite avec œdème de la glotte et de la luette. Ayant assisté à une crise compromettante pour la vie du malade, notre confrère se décide à rompre la tumeur du côté gauche en la scarifiant avec l'ongle. Il obtient ainsi un crachement d'environ trois cuillers de sang noir et rouge et de sérosité purulente. Un soulagement immédiat s'ensuit. Mais au bout d'un quart d'heure les mêmes accidents se reproduisent. On scarifie de nouveau ; même soulagement et même retour des accidents. Deux fois encore on renouvelle les mêmes tentatives, et deux fois on obtient les mêmes résultats.

Le médecin excise la luette qui est très-longue, prescrit trois ou quatre fois des ventouses scarifiées à la nuque, des gargarismes astringents, des aspirations de vapeurs émollientes, des sinapismes ; il pratique des insufflations d'alun en poudre, administre le musc, l'asa fœtida, en potion et en lavements, et ordonne des bains de plusieurs heures tous les jours.

C'est en vain qu'on applique dix sangsues autour du cou, dix autres à l'anus, des sinapismes aux pieds. Tout cela dure jusqu'au 25 avril.

Malgré le traitement qu'on vient de voir, les symptômes s'amendent peu. Voyant l'insuccès de tous les moyens employés, un nouveau médecin conseille l'emploi des mercuriaux comme substituants.

Pendant cinq jours des frictions sont faites sur le cou et sur la partie interne des cuisses avec 65 grammes d'onguent napolitain. En même temps, le malade prend 65 centigrammes de calomel à doses fractionnées. La salivation hydrargyrique est complète : tumé-

faction considérable de la langue et des gencives,
ulcérations sur le palais, ébranlement des dents, etc.
Un large vésicatoire est appliqué au devant du cou,
saupoudré d'émétique d'abord, de camphre ensuite,
et entretenu pendant six semaines. Un état station-
naire succède à ce traitement.

Le 12 mai 1861, Muller vient à Paris avec sa mère.
Tous deux se rendent auprès d'un médecin de leur
connaissance. Celui-ci s'adjoint un *savant docteur hon-
grois*, M. Mandl, *la providence des larynx compromis,
chanteurs, acteurs, orateurs*, etc., *si nous en croyons
la Presse politique* (10 mai 1862). On procède à l'examen laryngoscopique, lequel, au dire du malade, fait
constater du gonflement dans le pourtour de la glotte
et une protubérance ou tumeur sur le repli sus-
glottique (corde vocale supérieure) gauche.

Tous les deux jours, on fait une application d'une
solution graduée de nitrate d'argent dans l'intérieur du
larynx.

Après une vingtaine de ces applications, Muller est
déclaré guéri. Celui-ci éprouve cependant les mêmes
symptômes et de vives douleurs dans son larynx; il
est gêné pour bâiller, et, lorsqu'il remue sa langue,
deux tumeurs semblent suivre, dit-il, les mouvements
de cet organe.

On soumet alors le malade à l'hydrothérapie et à
l'électricité. Des douches très-froides sont appliquées
sur le cou et les reins sans résultat. L'affection qua-

lifiée de nerveuse ne disparaît pas. Muller n'en est pas moins un hypochondriaque pour les deux médecins et pour sa famille.

Notons ici l'apparition d'un nouveau symptôme très-important.

Deux mois environ après le début de la maladie, vers les premiers jours de juin, c'est-à-dire pendant le traitement par la solution au nitrate d'argent, Muller, un matin, s'est mis à cracher un liquide sanieux. Ce crachement s'est toujours continué depuis, plus ou moins. Il avait été suivi, dès les premières fois, d'une diminution dans la gêne éprouvée dans le larynx ; mais cela a duré peu. Les mêmes souffrances et le même embarras se sont reproduits comme auparavant. Le liquide sanieux est examiné au microscope, et Muller est accusé de simulation. Le liquide sanieux était, disait-on, le résultat de crachats formés de jus de viande ou de confitures.

Se voyant traité d'hypochondriaque, de malade imaginaire, Muller va seul consulter l'un des praticiens les plus éminents de la chirurgie française, M. Velpeau.

C'est le 21 juin 1861. Le savant et consciencieux praticien diagnostique une affection ulcéreuse du larynx, et le laryngoscope ne lui a pas été pourtant nécessaire.

Persuadés qu'ils ont affaire à un malade imaginaire, les deux médecins traitants proposent à sa famille une

opération simulée pour le guérir. On le soumet donc
à l'action du chloroforme. Pendant son sommeil, on
verse du sang dans sa bouche et l'on retire de sa gorge
un morceau de chair qu'on lui présente à son réveil.
L'un des frères de Muller était présent à l'opération,
et sa mère dans une chambre voisine.

Cette comédie n'ayant pas eu le succès qu'on en
attendait, madame Muller et son fils reviennent chez
M. Velpeau qui leur conseille de rentrer dans leur
pays et de suivre le traitement qu'il avait prescrit le 21
juin. Le malade retourne donc dans le Jura le 20 août.

Au mois de septembre, Muller est envoyé aux eaux
de Louèche dont le médecin lui défend l'usage. Le 23
du même mois, il va consulter à Genève le docteur
Mayor qui reconnaît une *laryngite ulcéreuse* et conseille un voyage à Vienne.

En octobre, Muller, souffrant toujours, consulte un
autre médecin de son pays, lequel constate avec le
doigt porté dans l'arrière-bouche une tumeur arrondie
sur le repli aryténo-épiglottique gauche ; cette tumeur,
ne présentant pas de dureté, fut considérée comme
une production polypeuse ou comme un kyste. Le
médecin fit exécuter un ongle d'acier qui lui permit
de scarifier ou plutôt de déchirer la tumeur. Le malade
rendit une cuillerée environ d'un liquide visqueux
mêlé à du sang décomposé. Après cette opération, le
doigt ne constatait à la place de la tumeur qu'un lambeau membraneux résultant de la déchirure.

Depuis lors, Muller éprouve dans la gorge et du côté gauche une sorte de titillation et d'agacement analogue à celui que produit le doigt introduit dans le larynx ou la gorge. Cette titillation qui a remplacé, dit-il, un bruit de *clapotement* existant dès le mois d'août 1861, serait la cause de vomissements journaliers, surtout après les repas. La nuit l'agacement disparaît.

Le nitrate d'argent, l'alun, le tannin, employés localement pendant près de trois mois, n'ont pu faire cesser cette sensation fatigante que Muller attribue au frottement du lambeau contre la paroi latérale. Il propose en conséquence à l'un de ses premiers médecins d'exciser le lambeau avec un instrument de son invention. Après quelques mois d'attente, l'excision est faite et la titillation n'en existe pas moins encore.

Enfin, le 30 mai 1862, Muller se présente à notre consultation, accompagné d'un de ses parents, pharmacien à Paris. Il est aphone et ne peut articuler des sons bas qu'avec effort. Sa voix, enrouée pendant les deux premiers mois de sa maladie, s'est éteinte peu à peu ; elle est devenue pénible et douloureuse dès le mois de septembre.

La déglutition est également douloureuse, surtout si elle s'exécute sur une petite quantité de liquide ou d'aliments.

Les mouvements de déglutition et d'élévation du larynx, l'inspiration de l'air froid, l'introduction du doigt dans le vestibule laryngien déterminent une douleur vive, comme s'il existait une plaie.

Le côté gauche du larynx est légèrement gonflé à l'extérieur.

En outre de la crépitation normale produite par la pression bilatérale du larynx, il en existe une autre, légère, limitée, difficile à constater, vers le tiers antérieur du cartilage thyroïde.

La pression est douloureuse de chaque côté, principalement vers le bord supérieur et au-dessous de l'angle saillant du cartilage.

Tous les matins, Muller crache un liquide sanieux que nous avons examiné au microscope, d'abord avec M. Czermak, ensuite avec M. Ordoñez.

D'après ces deux examens, le liquide sanieux renferme quelques globules de pus, des globules muqueux, des cellules épithéliales, et des globules de sang en si grand nombre qu'on ne peut les compter sous le champ du microscope.

M. Ordoñez, frappé de cette circonstance, a cru devoir nous prévenir que les capillaires étaient lésés chez notre malade, ce que nous savions déjà.

L'auscultation pulmonaire est bonne.

L'auscultation laryngienne fait reconnaître que le passage de l'air est facile, que l'émission des voyelles et les vibrations des cordes vocales sont presque nulles.

La laryngoscopie nous a appris :

1° Que les cordes vocales (inférieures) sont rosées,

gonflées, humides, mais sans ulcérations ni tumeurs ;

2° Que l'extrémité antérieure des replis sus-glottiques est le *siége d'une altération pathologique spéciale
et limitée*. En cet endroit la muqueuse est ramollie,
comme herniée, d'une teinte violacée qui contraste
avec l'absence de lésion sur l'angle antérieur des
cordes vocales situé au-dessous ;

3° Que parfois on voit sourdre de ce point *pathologique des filets de sang* extrêmement fins qui s'irra-
dient sur la commissure antérieure des cordes vocales ;

4° Que la muqueuse aryténoïdienne droite est rouge
et légèrement tuméfiée ;

5° Que les replis aryténo-épiglottiques sont un peu
gonflés. Le repli gauche porte vers son milieu la trace
d'une lésion antérieure. De plus, il est relâché et
appliqué contre la face correspondante du cartilage
thyroïde ; il ne s'éloigne de ce cartilage que difficilement et pendant un certain effort de contraction du
vestibule laryngien. Rien de semblable ne s'observe
du côté droit.

6° Que toute la muqueuse du larynx est légèrement
rougeâtre et humide ;

7° Qu'enfin, si l'on presse le larynx de droite à
gauche pendant l'examen, des bulles d'air apparaissent
et soulèvent le repli aryténo-épiglottique ; ce qui pourrait expliquer le bruit de clapotement signalé par le
malade. M. Czermak, que nous avons rendu témoin
de ce phénomène, partage notre manière de voir. Le

peu de temps qu'il nous a donné ne lui a pas permis
de voir le sang sourdre en filets capillaires du travail
pathologique signalé plus haut, ainsi que nous avons
pu l'observer nous-même maintes fois depuis.

Jusqu'au 2 janvier 1864, il s'est manifesté des alternatives d'amélioration et de recrudescence de mal plus
ou moins longues. Les vomissements et migraines
ont persisté de loin en loin. Les douleurs au larynx,
le crachement du liquide sanieux, muco-purulent, à
odeur spéciale, n'ont pas cessé un instant. Les bords
de l'ulcération du larynx ont été parfois plus ou moins
enflammés, saillants, tuméfiés. La voix a subi peu
de modifications.

Plusieurs médecins et chirurgiens de Paris ont été
à même de constater, en diverses circonstances, l'état
du larynx, l'ulcération, l'écoulement capillaire ou en
gouttes sortant de la plaie du liquide tantôt sanguin,
tantôt chocolat, tantôt puriforme. Nous citerons, parmi
eux, MM. Nélaton, Barth, Guersant, A. Richard,
Gubler, etc.

Le traitement suivi par le malade : iodure de potassium, phosphate de chaux, pilules de goudron, de
cynoglosse, révulsifs locaux énergiques, introduction
de temps en temps d'une à deux gouttes d'une solution
de nitrate d'argent au 1/20ᵉ dans la plaie fistuleuse, etc.,
n'a pas arrêté le travail pathologique.

Du 2 janvier 1864 au 1ᵉʳ mai, il est survenu une
période terrible d'affection gastro-duodénale qui a

mis le malade dans un état dont l'issue fatale était prochaine. L'histoire de cette période est trop instructive pour être rapportée ici. Il me suffira de dire que les vomissements incoercibles qui ont eu lieu ont beaucoup fatigué le larynx et amené une lésion nouvelle.

Aujourd'hui, 15 mai, on aperçoit l'apophyse antérieure du cartilage aryténoïde droit dénudée et faisant saillie comme une pointe aiguë sur la face interne de la glotte interaryténoïdienne.

Mais nous devons heureusement reconnaître :

1° Que le malade est entièrement délivré de son affection gastrique et de ses vomissements ;

2° Que le liquide muco-purulent craché tous les matins n'a plus cette odeur ammoniacale infecte, et ne contient plus depuis quelque temps du sang ;

3° Qu'enfin la surface de la plaie fistuleuse, c'est-à-dire de l'ulcération du larynx, est peu enflammée et moins visible.

Ces modifications locales et l'amélioration générale survenue dans la santé permettent d'espérer la guérison plus ou moins prochaine de cette trop longue maladie.

OBSERVATION VI. — *Spasme de la glotte; accès de toux
et de suffocation ayant fait croire à l'existence d'un
polype ou d'un corps étranger dans le larynx;
nature nerveuse de l'affection démontrée par l'examen au laryngoscope.*

(Hôpital Saint-Louis, salle Sainte-Marthe, lit n° 47, service de
M. Denonvilliers, M. Verneuil, suppléant.)

Marie G....., âgée de trente-cinq ans, blanchis-
seuse, entre le 3 septembre 1861. Elle est très-
impressionnable, d'un tempérament nerveux, d'une
constitution débile, chloro-anémique. Elle a toujours
été bien réglée quoique irrégulièrement; depuis quatre
mois elle ne voit plus. Elle n'a jamais été malade; sa
seule indisposition, avant 1860, était une constipation
opiniâtre.

Il y a deux ans, elle s'est trouvée mal sans savoir
pourquoi ni comment. Depuis lors, elle ne s'est
jamais bien remise. En allant à la selle, elle s'est aperçue qu'elle rendait de l'humeur et du sang, ce qui lui
arrive encore aujourd'hui. Elle éprouve des élancements et un feu continuel dans le fondement. Ces
élancements se calment un peu lorsqu'elle rend du
sang en caillots ou liquide.

Depuis huit mois environ, elle est prise de quintes
de toux avec sensation d'étranglement et congestion
de la face. Ces quintes sont plus fréquentes la nuit que

le jour ; elles n'amènent que très-peu d'expectorations glaireuses.

La malade vomit quelquefois son manger après ses accès de toux et d'étouffement. Son inspiration est sifflante pendant toute la durée de ses quintes.

Ces phénomènes ont fait supposer qu'il existait quelque polype, quelque corps étranger dans le larynx. On a constaté un bruit de souffle au second temps et des bruits vasculaires aux carotides. En examinant le rectum, M. Verneuil a trouvé un rétrécissement de cet organe à 3 centimètres environ au-dessus de l'anus. La surface de ce rétrécissement est cannelée ; il paraît dépendre d'un épaississement hypertrophique des colonnes de la muqueuse, probablement consécutif à une rectite.

Les antécédents et l'état actuel de la malade n'indiquent point l'existence d'une diathèse cancéreuse ou syphilitique. La malade a bon appétit ; elle n'a jamais rien fait pour se guérir.

Le 5 septembre 1861, nous procédons à l'examen laryngoscopique, sur la demande de M. Verneuil. L'exploration a lieu sans difficulté et démontre aux élèves présents que le larynx et la trachée sont sains, sauf une très-légère injection.

Convaincu dès lors que l'affection est purement nerveuse, M. Verneuil prescrit la belladone à haute dose. Peu de jours après, les accès de toux et les suffocations disparaissent. Le 14 novembre, la malade conservait à peine quelques traces de son mal. (Voy. Thèse du docteur Fauvel.)

OBSERVATION VII. — *Épingle arrêtée dans l'arrière-gorge; son trajet dans toute l'étendue du tube digestif; certitude de diagnostic à l'aide du laryngoscope.*

Le mardi 5 janvier 1864, Julie R....., âgée de huit ans et demi, jouait dans la cour de sa maîtresse de pension. En courant, elle aperçoit une épingle à ses pieds ; elle la prend, la met dans sa bouche et continue à jouer. D'autres élèves couraient aussi et criaient. Comme ses camarades, elle veut crier; elle oublie l'épingle et l'avale.

Des efforts de vomissements se manifestent aussitôt et se succèdent sans résultat. La jeune fille est ramenée chez ses parents.

De nouveaux efforts ont lieu, mais l'épingle ne vient pas; ils cessent pourtant peu à peu. On voit alors la petite malade pencher la tête sur son épaule gauche. Elle peut rire et boire sans trop de difficulté. Quand on lui demande si l'épingle la pique, lui fait mal, elle répond : *non.*

6 janvier. — La petite malade a été prise subitement d'un accès de toux ; pour la première fois, elle a craché des filets de sang.

Les parents effrayés me font appeler. Leur enfant va et vient dans la boutique. Elle a la tête penchée sur son épaule gauche. Elle évite de tousser et d'avaler quoi que ce soit, crie et pleure dès que l'on cherche à redresser sa tête. Elle accuse une douleur aiguë du côté droit du cou, près de l'intervalle thyro-hyoïdien. Sur ma demande, elle me raconte avec précaution l'histoire de son épingle. Quand je lui ordonne de tourner et de redresser sa tête, elle tourne et redresse son corps tout entier. Elle a, dit-elle, *un torticolis* qui l'empêche de faire ce que je lui commande. De temps en temps, elle rejette un peu de salive et en ma présence elle crache un filet de sang.

Le doute n'était guère permis. Un corps étranger avait été avalé. Sans attendre plus longtemps, j'introduis dans l'arrière-bouche l'index de ma main gauche et je vais à la recherche de l'épingle. Cette exploration a été assez facile; elle ne m'a rien appris cependant sur l'existence du corps étranger.

Jeudi, 7 janvier. — La nuit a été mauvaise. La jeune malade n'a voulu ni boire, ni manger, ni parler. Elle a eu de la fièvre, de l'agitation; elle a craché beaucoup de salive et un peu de sang. Elle est couchée sur le côté gauche et se plaint du mal de gorge. Je propose aux parents l'examen laryngoscopique qui est accepté avec empressement. Malgré quelques résistances de la part de l'enfant, j'obtiens qu'elle se laisse examiner. Après quelques essais infructueux, je vois briller enfin dans le miroir une épingle dont la tête et la pointe sont cachées. Cette épingle est située du côté gauche du larynx, entre la face externe du vestibule et la paroi postéro-inférieure du pharynx; elle est dirigée d'avant en arrière, de dedans en dehors et un peu de haut en bas.

La nature et la position du corps étranger étant connues, je porte immédiatement dans la gorge mon index gauche qui me sert de guide et protége en même temps l'orifice supérieur du larynx. Avec la main droite, j'introduis ensuite une pince courbe; je saisis l'épingle et je cherche à l'entraîner au dehors. Les mors de l'instrument glissent sur elle sans pouvoir l'ébranler. Les personnes présentes et moi-même, nous sommes surpris d'une pareille résistance.

Après quelques moments de repos, je recommence l'exploration. L'épingle n'a pas bougé; elle est tou- jours solidement implantée dans les tissus. Une seconde fois je parviens à la saisir. J'exécute alors avec la pince un mouvement de rotation en dehors et d'élévation en même temps. Détachée du vestibule, l'épingle se redresse entre les mors de l'instrument. Des contrac- tions musculaires énergiques retiennent sa tête en bas, et malgré mes efforts sa pointe glisse entre les dents de la pince.

Une troisième et dernière exploration me donnent l'assurance que le corps étranger a disparu. La jeune fille crache un peu de sang. Elle boit maintenant quel- ques cuillerées de bouillon, ce qu'elle n'avait pu faire depuis la veille au matin. Je recommande aux parents d'examiner avec le plus grand soin les matières des selles, leur assurant qu'ils y trouveront l'épingle dans quelques jours.

Traitement : bouillies, panades et autres aliments féculents susceptibles d'envelopper et d'entraîner le corps étranger ; une gorgée de gargarisme astringent et miellé toutes les heures.

8 janvier. —Nuit mauvaise, sommeil agité. Le pouls est un peu fréquent, la peau chaude, la tête toujours penchée à gauche. La pression est douloureuse sur le côté gauche du larynx. La jeune malade a craché quelques filets de sang. Elle n'a rien voulu prendre. Elle boit cependant devant moi assez bien et sans trop souffrir. Elle ne peut écarter complétement ses dents. Le pilier antérieur gauche du voile du palais est rouge et tuméfié.

Traitement : gargarisme ; bouillon froid ; sinapismes aux extrémités si l'inflammation de la gorge augmente, si la malade est agitée et se plaint.

9 janvier. — Nuit comme la précédente. La jeune fille a craché beaucoup de salive, mais point de sang. Sur le pilier du voile du palais du côté gauche, il s'est formé deux ulcérations superficielles grisâtres. Je porte sur ce point un pinceau recouvert d'alun en poudre et je recommande au père de faire cette application toutes les trois ou quatre heures.

Même traitement ; lait purgatif, à la manne.

10 janvier. — Nuit meilleure ; ulcérations du fond

de la bouche peu apparentes. L'écartement des maxillaires et la déglutition se font mieux. L'enfant a craché beaucoup de salive ; elle ne peut encore redresser ni tourner sa tête.

11 janvier. — Amélioration progressive quoique lente. Depuis cette époque rien n'est venu entraver la guérison. L'épingle a été expulsée dans la nuit du dimanche au lundi 18, c'est-à-dire vers le onzième jour de sa descente dans l'estomac. Elle est moyenne, assez forte, à tête plate. Elle a perdu son brillant et elle est recouverte de taches d'un gris jaunâtre, très-peu apparentes. Elle est légèrement pliée ou anguleuse vers son milieu, là où elle avait été saisie par la pince.

La jeune fille n'a redressé complétement sa tête que plusieurs jours après.

OBSERVATION VIII. — *Cornage ; examen laryngoscopique ; dégénérescence fibreuse des muscles du larynx.*

Catherine Laurent, née à Sedan, demeurant au Pecq, descendue depuis quelques jours chez sa fille, M^{me} Lambert, à Paris, rue des Écouffes, 25, est entrée salle Sainte-Madeleine, lit n° 19, à la Charité, service de M. Bouillaud, le 18 août 1862.

Cette femme, âgée de cinquante-deux ans, a exercé

autrefois la profession de fruitière. Sa constitution est forte en apparence.

En 1850, des taches jaunâtres se sont manifestées sur tout le corps.

En 1856, ces taches ont reparu à la suite d'un accès de colère. Un enrouement de huit jours survint en même temps et fut accompagné d'un léger sifflement laryngien.

Depuis quinze ans, la malade tousse et crache tous les matins des matières glaireuses, jaunâtres, amères. Elle porte des taches jaunâtres disséminées sur la peau.

Il y a six mois, des symptômes de pharyngo-laryngite se sont manifestés. Les ganglions sous-maxillaires se sont tuméfiés. La malade a éprouvé des frissons, de la céphalalgie, des nausées, de la difficulté pour avaler; elle souffre de la gorge, dit-elle, depuis trois mois seulement. Elle n'a fait aucun traitement.

Depuis deux mois, sa voix enrouée s'est affaiblie graduellement et l'oppression est survenue. La gêne de la respiration a surtout augmenté depuis cinq semaines. Les symptômes les plus apparents sont : une dyspnée très-grande et une sorte de cornage ou de sifflage laryngien très-intense, ayant fait diagnostiquer un œdème de la glotte.

Voici ce que nous avons observé le 18 août :

La malade se tient assise sur son lit. Son facies est calme et n'exprime aucune inquiétude.

L'inspiration est accompagnée d'un sifflement profond qui se produit dans la trachée et la poitrine, et d'une espèce de chant à timbre élevé. Elle a une durée assez longue et, par moments, elle se prolonge sous forme de soupir. Il y a seize inspirations par minute.

L'expiration est bruyante, rauque; ces phénomènes sont très-manifestes quand on ausculte le larynx.

Le pouls, irrégulier par instants, est à 108.

La voix est voilée, pénible, chevrotante. La malade parle avec difficulté. Elle éprouve des besoins fréquents d'uriner.

Point de ganglions engorgés à la nuque. Le cou est gonflé autour et au niveau du larynx, surtout à gauche et en avant. La pression sur ce point fait constater de l'engorgement, sans douleur; on n'y reconnaît ni ganglions, ni fluctuation.

Il y a de l'œdème aux membres inférieurs.

La malade crache des mucosités; sa toux est rauque.

L'auscultation pulmonaire fait reconnaître une faiblesse générale du murmure vésiculaire et quelques râles sibilants.

La sonorité de la poitrine paraît un peu exagérée en bas et en arrière.

Le cœur est sain.

La langue est humide, rosée. La face postérieure du pharynx paraît un peu tuméfiée, sans rougeur. Le fond du gosier est rempli de mucosités que la malade ne peut pas rejeter facilement.

Il y a dix jours, on a appliqué un vésicatoire au cou, et il y a cinq jours, des sangsues aux cuisses.

Traitement : vingt sangsues au cou ; gargarisme aluminé.

19 août, matin. — Même état ; pouls à 96 ; urines claires, formant un dépôt jaunâtre, épais au fond du vase.

Traitement : vingt sangsues vers la région sus-thyroïdienne et laisser saigner depuis onze heures jusqu'à cinq heures ; cataplasmes ; tisane de guimauve ; looch blanc avec $0^{gr},10$ de kermès.

19 août, soir. — Quelques heures de calme dans la journée. La malade est tantôt mi-assise, tantôt mi-couchée ; éructations ; besoins fréquents d'uriner ; affaiblissement général, pas de cyanose ; quatre-vingt-quatre pulsations.

*Laryngoscopie.* — L'examen laryngoscopique, fait sur la demande du professeur, M. Bouillaud me fait constater ce qui suit :

Épiglotte normale ; replis sus-glottiques (cordes vocales supérieures) très-rouges, épaissis plutôt qu'œdématiés, ne laissant entre eux qu'un intervalle de 2 à 3 millimètres seulement ; muqueuse crico-ary-ténoïdienne d'un rouge moins vif que celui des replis sus-glottiques, formant une surface étendue, humide, mamelonnée et tuméfiée.

Cartilages aryténoïdes très-peu mobiles ; corde vocale droite blanche, mais visible seulement sur son bord libre, que l'on voit vibrer pendant l'expiration.

20 août, matin. — Difficulté plus grande pour respirer, parler et avaler ; chant de l'inspiration plus fort ; délire, agitation, paroles incohérentes dans la nuit ; larynx douloureux à la pression.

*Laryngoscopie.* — Commencement d'œdème sur le bord de l'épiglotte ; replis sus-glottiques plus rapprochés que la veille ; cordes vocales tout à fait invisibles.

Traitement : quinze sangsues ; vésicatoire volant au devant du cou et du sternum ; potion kermétisée.

20 août, soir. — Oppression et sifflement laryngien plus prononcés ; ni cyanose, ni refroidissement ; accès de suffocation dans la journée ; pouls à 84, régulier, plein ; peau moite ; affaiblissement progressif.

21 août. — Mort à quatre heures du matin. La nuit a été calme ; il n'y a eu ni crises, ni apparence de dyspnée, ni perte de connaissance.

22 août. — *Autopsie.* — Il existe une grande quantité d'écume dans l'arbre bronchique, deux plaques sèches sur le péricarde, des caillots dans le cœur droit se prolongeant jusqu'à la bifurcation de l'artère pulmonaire. Les poumons sont congestionnés.

Vu par en haut, l'intérieur du larynx est complétement fermé au niveau des replis sus-glottiques ; l'épiglotte est légèrement infiltrée ; sa face laryngée est un peu rouge par places ; replis aryténo-épiglottiques non œdématiés ; replis sus-glottiques et muqueuse aryténoïdienne rouges, tuméfiés ; du côté gauche, le repli est d'un rouge vif et induré ; une ulcération allongée existe au niveau du ventricule gauche qui a disparu en partie.

Les cordes vocales sont épaissies, celles de gauche en particulier ; elles sont d'un rouge terne et non blanches ; la partie postérieure de la corde vocale droite a conservé une partie de sa blancheur.

La dissection a fait constater autour du larynx, principalement du côté gauche :

1° Un engorgement et une induration de plusieurs ganglions qui adhéraient en bas au milieu du bord inférieur du cartilage thyroïde ;

2° Une tumeur blanc grisâtre, dure, aux lieu et place du muscle crico-aryténoïdien postérieur gauche, et deux fois plus volumineuse que ce muscle à l'état normal ;

3° Un épaississement et une induration de la paroi gauche du vestibule et de la corde vocale. Cette masse dure avait un aspect lardacé. Incisé en croix, ce tissu présentait d'abord une couche extérieure blanchâtre, fibroïde, de 1 à 2 millimètres d'épaisseur, puis une couche centrale, beaucoup plus épaisse, à fibres transversales, clair-semées et piquetées de points d'un rouge vif, très-visibles à l'œil nu. Le faisceau musculaire de la corde vocale gauche était le siége d'une transformation analogue.

Du côté droit, la dégénérescence n'était réellement visible que sur la face et sur le bord internes du muscle crico-aryténoïdien postérieur.

Examen microscopique fait par notre savant confrère, M. Ordoñez :

« La masse d'aspect pathologique situé sur le côté
» gauche du larynx, au niveau des muscles thyro-
» aryténoïdien et crico-aryténoïdien, est constituée par
» une altération particulière de ces muscles consistant
» en une substitution fibreuse de ses faisceaux striés.

» L'examen microscopique montre que la plupart
» des fibres musculaires étaient *substituées* (rempla-
» cées) par du tissu fibreux et par une grande quantité
» d'éléments embryonnaires de ce tissu (noyaux em-
» bryo-plastiques et corps fusiformes). Sur la même
» préparation microscopique existaient tous les degrés
» de la substitution fibreuse des muscles.

» Le muscle crico-aryténoïdien postérieur droit
» présentait la même altération que celui de gauche,
» mais à un degré beaucoup moins avancé.

» La différence de volume entre les deux côtés s'ex-
» plique par la présence d'une grande quantité de
» lymphe plastique et d'éléments fibro-plastiques inter-
» posés entre les fibres musculaires.

» Nous avons eu occasion, ajoute M. Ordoñez, » d'étudier, en 1856, une altération identique des » muscles du larynx dans la maladie des chevaux » connue sous le nom de *cornage.* »

La pièce pathologique a été présentée à la Société d'anatomie, au mois d'août 1862, par M. Voisin, chef de clinique de M. Bouillaud.

FIN.

# TABLE DES MATIÈRES

CHAPITRE X. — CONSIDÉRATIONS PRATIQUES.



CHAPITRE XI. — TRACHÉOSCOPIE. — ŒSOPHAGOSCOPIE.



CHAPITRE XII. — OBSERVATIONS.

## ERRATA.

|  |  |  |  | Pages. |
|---|---|---|---|---|
| *Au lieu de* | Rongier, | *lisez* | Rougier. . . . . . . . . . . . . . . . . . | 5 |
| — | le réciproque, | — | la réciproque. . . . . . . . . . . . | 89 |
| — | exact, | — | exacte. . . . . . . . . . . . . . . . . | 89 |

# CATALOGUE DES LIVRES DE FONDS

## DE LA LIBRAIRIE

# ADRIEN DELAHAYE

**Paris, place de l'École-de-Médecine, 23.**

---

Nota. — Tous les ouvrages portés dans ce Catalogue sont expédiés par la poste, dans les départements et en Algérie, *franco* et sans augmentation sur les prix désignés. — Prière de joindre à la demande des *timbres-poste* ou un *mandat* sur Paris.

---

**Annuaire général des sciences médicales,** par le docteur Cavasse, ancien interne des hôpitaux de Paris, médecin adjoint des prisons de la Seine, etc. Les quatre premiers volumes (années 1857, 1858, 1859 et 1860) sont en vente. L'année 1861 (5ᵉ volume) est sous presse.
Prix des années 1857 et 1858...................... 5 fr.  »
— des années 1859 et 1860. ...................... 5 fr. 50
Deuxième série, commençant en 1862. Il sera publié deux volumes par an, 1 volume tous les six mois.
En vente le tome 1ᵉʳ de l'année 1862...................... 6 fr.
Le tome II (*sous presse*).
Le prix de l'abonnement pour un an...................... 10 fr.

ALMAGRO, docteur en médecine, ancien interne des hôpitaux de Paris. **Étude clinique et anatomo-pathologique sur la persistance du canal artériel.** Mémoire accompagné de 3 planches dont une coloriée. Paris, 1862...................... 3 fr. 50

AZÉMA, docteur en médecine de la Faculté de Paris. **De l'ulcère de Mozambique,** suivi d'un Rapport à la Société de chirurgie de Paris, par M. Aug. Cullerier, chirurgien de l'hôpital du Midi, membre de la Société de chirurgie, etc. In-8 de 87 pages. Paris, 1863......... 2 fr.

BAUCHET, chirurgien des hôpitaux de Paris. **Anatomie pathologique des kystes de l'ovaire, et de ses conséquences pour le diagnostic et le traitement de ces affections.** Paris, 1859. In-4 de 162 pages...................... 3 fr. 50

BAUCHET. **Du panaris et des inflammations de la main.** Paris, 1859. 1 vol. in-8, 2ᵉ édition, revue et augmentée........ 3 fr. 50

BAUCHET. **Des lésions traumatiques de l'encéphale.** Paris, 1860. In-8 de 200 pages... ...................... 3 fr.

BAZIN, médecin de l'hôpital Saint-Louis, etc. **Leçons sur la scrofule** considérée en elle-même et dans ses rapports avec la syphilis, la dartre et l'arthritis. 1 vol in-8, 2ᵉ édition, revue et considérablement augmentée. Paris, 1861...................... 7 fr. 50

BAZIN. **Leçons théoriques et cliniques sur les affections cutanées parasitaires,** professées à l'hôpital Saint-Louis, rédigées et publiées par A. Pouquet, interne des hôpitaux, revues et approuvées par le professeur. 2ᵉ édit., revue et augmentée. 1 vol. in-8 orné de 5 planches sur acier. 1862...................... 5 fr.

FOURNIÉ (de l'Aude), docteur en médecine de la Faculté de Paris. **De la pénétration des corps pulvérulents gazeux, solides et liquides, dans les voies respiratoires,** au point de vue de l'hygiène et de la thérapeutique. In-8 de 75 pages. Paris, 1862............. 2 fr.

FOURNIÉ (de l'Aude). **Étude pratique sur le laryngoscope et sur l'application des remèdes topiques dans les voies respiratoires.** In-8 de 106 pages, avec fig. dans le texte. Paris, 1863... 2 fr. 50

FOURNIER (Alfred), professeur agrégé à la Faculté de médecine de Paris, médecin des hôpitaux. **De l'urémie.** In-8 de 148 pages. Paris, 1863.
2 fr. 50

FRITZ, docteur en médecine, ancien interne des hôpitaux de Paris, etc. **Étude clinique sur divers symptômes spinaux observés dans la fièvre typhoïde.** 1 vol. in-8 de 186 pages. Paris, 1864... 3 fr.

GERME, docteur en médecine de la Faculté de Paris, ex-prosecteur et lauréat de l'École de médecine d'Arras, etc. **Qu'est-ce que l'albuminurie ?** ou de son analogie avec les sécrétions séreuses, séro-plastiques et les hémorrhagies qui se font soit à la surface, soit dans l'épaisseur. In-8 de 160 pages. Paris, 1864 ................... 3 fr.

GOSSE, docteur en médecine de la Faculté de Paris, etc. **Des taches, au point de vue médico-légal.** In-8 de 96 p., avec 3 pl. 1863. 3 fr.

GRAVES. **Leçons de clinique médicale,** précédées d'une introduction de M. le professeur TROUSSEAU, ouvrage traduit et annoté par le docteur JACCOUD, professeur agrégé à la Faculté de médecine de Paris, médecin des hôpitaux. Deuxième édition, revue et corrigée. Paris, 1863. 2 forts vol. in-8........................................ 20 fr.

GRIESINGER, professeur de clinique médicale et de pathologie mentale à l'Université de Zurich. **Des maladies mentales et de leur traitement,** précédé d'une classification des maladies mentales, d'une étude sur la paralysie générale, et accompagné de notes intercurrentes par M. le docteur Baillarger, médecin de la Salpêtrière, membre de l'Académie de médecine; ouvrage traduit par le docteur Doumic, médecin de la maison centrale de Poissy, etc. 1 fort vol. in-8. Paris, 1864. 9 fr.

GROS (Léon), ancien médecin en chef de l'hôpital de Sainte-Marie-aux-Mines, et LANCEREAUX, interne des hôpitaux de Paris. **Des affections nerveuses syphilitiques.** Paris, 1861. 1 vol. in-8.... 7 fr.
Ouvrage couronné par l'Académie impériale de médecine de Paris.

GUENEAU DE MUSSY (Noël), médecin de l'hôpital de la Pitié, professeur agrégé à la Faculté de médecine de Paris, etc. **Causes et traitement de la tuberculisation pulmonaire;** leçons professées à l'Hôtel-Dieu en 1859, recueillies et publiées par le docteur WIELAND, ancien interne des hôpitaux de Paris, revues par le professeur. Paris, 1860. In-8. 3 fr.

GUENEAU DE MUSSY (Noël). **Deux leçons de pathologie générale.** Paris, 1863. In-8 de 38 pages ........................ 1 fr.

GUÉNIOT, docteur en médecine, chef de clinique de la Faculté de Paris. **Des vomissements incoercibles pendant la grossesse.** In-8 de 127 pages. Paris, 1863 ............................ 2 fr. 50

GUÉRIN (Alphonse), chirurgien de l'hôpital de Lourcine, etc. **Leçons cliniques sur les maladies des organes génitaux externes de la femme.** 1 vol. in-8 de 530 pages. Paris, 1863............. 7 fr.

GUYON (F.), professeur agrégé à la Faculté de médecine de Paris, chirurgien des hôpitaux, etc. **Des vices de conformation de l'urèthre chez l'homme, des moyens d'y remédier.** 1 vol. grand in-8 de 175 pages, orné de 4 planches. Paris, 1863.............. 3 fr. 50

HARDY, médecin de l'hôpital Saint-Louis, professeur agrégé, chargé du cours de clinique des maladies de la peau à la Faculté de médecine de Paris, etc. **Leçons sur les maladies de la peau**, rédigées et publiées par MM. les docteurs Moysant et Garnier, anciens internes des hôpitaux, revues par le professeur. 2ᵉ édition, revue et corrigée. 2 vol. in-8. 1860 et 1863.......................................... 7 fr. 50

HARDY, médecin de l'hôpital Saint-Louis, etc. **Leçons sur la scrofule**, les scrofulides, la syphilis, les syphilides; rédigées et publiées par le docteur Jules Lefeuvre, revues par le professeur. 1 vol. in-8. Paris, 1864.......................................... 4 fr.

HORION, docteur en médecine, ancien chef de clinique à l'Université de Liége. **Des rétentions d'urine, ou Pathologie spéciale des organes urinaires** au point de vue de la rétention. Paris, 1863. 1 vol. in-8.......................................... 6 fr.

JACCOUD, professeur agrégé à la Faculté de médecine de Paris, médecin des hôpitaux, etc. **De l'organisation des Facultés de médecine en Allemagne**. Rapport présenté à Son Excellence le ministre de l'instruction publique, le 6 octobre 1863. 1 vol. in-8 de 175 pages. 3 fr. 50

KUBORN, professeur d'hygiène industrielle et professionnelle à l'école industrielle de Seraing, etc. **Étude sur les maladies particulières aux ouvriers mineurs employés aux exploitations houillères en Belgique.** Paris, 1863. 1 vol. gr. in-8 de 300 pages........ 6 fr.

LE FORT, professeur agrégé à la Faculté de médecine de Paris, chirurgien des hôpitaux, etc. **Des vices de conformation de l'utérus et du vagin.** 1 vol. in-8 de 207 p., avec 1 planche. Paris, 1863. 3 fr. 50

LIÉGEOIS, professeur agrégé à la Faculté de médecine de Paris. **Anatomie et physiologie des glandes vasculaires sanguines.** Paris, 1860. Grand in-8 avec 2 planches.......................................... 3 fr. 50

MALGAIGNE. **Leçons d'orthopédie**, professées à la Faculté de médecine de Paris, recueillies par MM. Guyon et Panas, prosecteurs de la Faculté de médecine de Paris, revues et approuvées par le professeur. 1 vol. in-8 accompagné de 5 pl. dessinées par M. Léveillé. Paris, 1862. 6 fr. 50

MARCOVITZ, ancien interne des hôpitaux de Paris, lauréat de la Faculté, etc. **Étude sur les différentes espèces d'épanchements pleurétiques et sur leur traitement médical et chirurgical.** Mémoire de 103 pages. Paris, 1864...................... 2 fr.

MAREY, docteur en médecine, lauréat de l'Institut et de la Faculté de médecine de Paris, etc. **Physiologie médicale de la circulation du sang :** étude graphique des mouvements du cœur et du pouls artériel; application aux maladies de l'appareil circulatoire. 1 vol. in-8, avec 235 figures intercalées dans le texte. Paris, 1863.......... 10 fr.

MATTEI. **Clinique obstétricale**, ou Recueil d'observations et statistiques. Paris, 1862 et 1863. 4 vol. in-8................. 16 fr.

MORDRET, lauréat de l'Académie de médecine de Paris, etc. **Traité pratique des affections nerveuses et chloro-anémiques** considérées dans les rapports qu'elles ont entre elles. Paris, 1861. 1 vol. in-8 de 496 pages.......................................... 6 fr.
Ouvrage qui a obtenu un prix de l'Académie impériale de médecine.

NÉLATON (Eugène), prosecteur de la Faculté de médecine de Paris. **Mémoire sur une nouvelle espèce de tumeurs bénignes des os, ou tumeurs à myéloplaxes.** 1 vol. gr. in-8 de 376 pages et 3 planches coloriées. 1860.......................................... 6 fr. 50

NODET (L.), docteur en médecine, etc. **Études cliniques et expérimentales** sur les diverses espèces de chancres, et particulièrement sur le

chancre mixte, précédées d'une lettre d'introduction par M. le docteur
ROLLET, chirurgien en chef de l'Antiquaille de Lyon. 2ᵉ édit. Paris,
1864. 1 vol. in-8 de 149 pages........................... 2 fr.

NONAT, médecin de la Charité, agrégé libre de la Faculté de Paris, cheva-
lier de la Légion d'honneur, etc. **Traité pratique de la chlorose**,
avec une étude spéciale sur la chlorose des enfants. Paris, 1864. 1 vol.
in-8 de 208 pages.................................... 3 fr. 50

PÉTREQUIN, ex-président de l'Académie des sciences, belles-lettres et
arts, et de la Société de médecine de Lyon, professeur à l'École de médecine de Lyon, etc. **Mélanges d'histoire, de littérature et de
critique médicales** sur les principaux points de la science et de l'art.
Paris, 1864. 1 vol. grand in-8 de 476 pages.............. 6 fr.

PICARD, docteur en médecine, ancien interne des hôpitaux de Paris, etc.
**Des inflexions de l'utérus à l'état de vacuité**. 1 vol. in-8 de
200 pages, avec figures dans le texte. Paris, 1862......... 3 fr. 50

POUQUET, docteur en médecine, ancien interne lauréat des hôpitaux de
Paris. **De la trachéotomie dans le cas de croup, considérations
pratiques**. Mémoire in-8 de 88 pages. Paris, 1863.......... 2 fr.

RICORD, chirurgien de l'hôpital du Midi, membre de l'Académie de médecine, etc. **Leçons sur le chancre**, professées à l'hôpital du Midi,
recueillies et publiées par le docteur A. FOURNIER, ancien interne de
l'hôpital du Midi; suivies de notes et pièces justificatives et d'un formu-
laire spécial. Deuxième édition, revue et augmentée. Paris, 1860. 1 vol.
in-8 de 549 pages................................... 7 fr.

ROCHARD, médecin adjoint de la prison des Madelonnettes, etc. **Traité
des maladies de la peau**. Paris, 1863. 1 vol. in-8......... 6 fr.

ROUYER, docteur en médecine. **Études médicales sur l'ancienne
Rome**. Les bains publics de Rome, les magiciennes, les philtres, etc.;
l'avortement, les eunuques, l'infibulation, la cosmétique, les parfums, etc.
Paris, 1859. 1 vol. in-8............................. 3 fr. 50

STOKES, professeur royal de médecine à l'Université de Dublin, etc. **Traité
des maladies du cœur et de l'aorte**, ouvrage traduit par le docteur
SÉNAC, ancien interne des hôpitaux de Paris, etc. 1 vol. in-8 de 736 p.
Paris, 1864..................................... 10 fr.

TRÉLAT, médecin de la Salpêtrière, etc. **La folie lucide, considérée
au point de vue de la famille et de la société**. 1 vol. in-8. Paris,
1861............................................ 6 fr.

TROUSSEAU, professeur de la Faculté de médecine de Paris, etc. **Confé-
rences sur l'empirisme**. Paris, 1862. In-8 de 58 pages. 1 fr. 50

VAURÉAL (Charles de), docteur en médecine. **Essai sur l'histoire des
ferments**; de leur rapprochement avec les miasmes et les virus. 1 vol.
grand in-8 de 194 pages. Paris, 1864.................... 3 fr.

VIRCHOW (Rodolphe), professeur d'anatomie pathologique à la Faculté de
médecine de Berlin, membre correspondant de l'Institut de France. **La
syphilis constitutionnelle**. Traduit de l'allemand par le docteur Paul
PICARD; revue, corrigée et considérablement augmentée par le professeur.
Paris, 1860. 1 vol. in-8, avec figures dans le texte........... 4 fr.

WECKER, professeur de clinique ophthalmologique. **Traité théorique
et pratique des maladies des yeux**. Tome Iᵉʳ. Paris, 1863-1864.
1 fort vol. in-8 orné de 6 planches et de nombreuses figures dans le
texte........................................... 12 fr.

Paris. — Imprimerie de E. MARTINET, rue Mignon, 2.